Drouve/Schöni
Die Ernährung des
allergischen Kindes

Die Ernährung des allergischen Kindes

Krankheitsbilder, Prävention und therapeutische Ernährungsmaßnahmen

Dipl. oec. troph. Ursula Drouve,
Priv.-Doz. Dr. med. Martin Heinrich Schöni,
Alpine Kinderklinik Davos

Mit 3 Abbildungen und 32 Tabellen

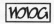

Wissenschaftliche Verlagsgesellschaft mbH Stuttgart 1995

Korrespondenzadresse:

Dipl. oec. troph. U. Drouve
Alpine Kinderklink Davos
Scalettastraße 5
CH-7270 Davos-Platz

Die Deutsche Bibliothek – CIP-Einheitsaufnahme

Drouve, Ursula :
Die Ernährung des allergischen Kindes : Krankheitsbilder,
Prävention und therapeutische Ernährungsmassnahmen ; mit 32
Tabellen / Ursula Drouve ; Martin Heinrich Schöni. – Stuttgart
: Wiss. Verl.-Ges., 1995
    ISBN 3–8047–1371–8
NE: Schöni, Martin:

© 1995 Wissenschaftliche Verlagsgesellschaft mbH,
Birkenwaldstraße 44, 70191 Stuttgart
Printed in Germany
Satz und Druck: Druckerei P. Schäuble, Stuttgart
Umschlaggestaltung: Atelier Schäfer, Esslingen

Vorwort

Die Anzahl der Allergien im Kindesalter ist ständig im Zunehmen begriffen. Auch im Bereich der durch Nahrungsmittel bedingten Allergien oder Unverträglichkeitsreaktionen ist ein Anstieg zu beobachten. Inwieweit diese vermehrte Allergieprävalenz mit unserer Umwelt und unserer hochtechnisierten Nahrungszubereitung und -verarbeitung zu tun hat, kann nur vermutet werden; schlüssige Studien dazu fehlen und sind kaum zu erwarten.

Fragen über Ernährung im allgemeinen und bei Nahrungsmittelallergien und -unverträglichkeiten im speziellen werden täglich an die behandelnden Ärzte, die Ernährungswissenschaftler, die Ernährungsberater und nicht zuletzt auch an die Diätköche herangetragen. Generell findet auch bei betroffenen Patienten ein Umdenken in der Nahrungsauswahl, der -zusammensetzung und der -zubereitung statt.

Das vorliegende Buch soll deshalb in kurzer, wissenschaftlich fundierter Weise die heute geltenden Ansichten und Tatsachen über Nahrungsmittelallergien in verständlicher Sprache für den Laien und den Berufsmann darlegen. Frau Dipl. oec. troph. U. Drouve hat es verstanden, aus dem Gebiet der täglichen Praxis der Beratung und Behandlung des nahrungsmittelallergischen Kindes die wichtigsten Gebiete herauszulösen und in verständlicher Form darzustellen. Der vorliegende Text ist sowohl Lehrbuch, Leitfaden und Ratgeber für alle, die sich mit den täglich auftretenden Problemen der Ernährung des Allergikers beschäftigen müssen. Dem Unterzeichnenden war die Autorin in der

Klinik und der ambulanten Praxis während Jahren eine nicht mehr wegzudenkende Hilfe. Möge dieses Buch dem interessierten Leser in ähnlicher Weise dienen.

Davos im Herbst 1994
Priv.-Doz. Dr. med. Martin H. Schöni
Chefarzt Alpine Kinderklinik, Davos

Inhaltsverzeichnis

1 Allgemeines zur Nahrungsmittelallergie 11

2 Präventionsmaßnahmen im 1. Lebensjahr bei Säuglingen mit allergischer Veranlagung 31

**3 Therapeutische Ernährungsmaßnahmen
bei Nahrungsmittelallergien** **54**

---

1 Allgemeines zur Nahrungsmittelallergie

1.1 Begriffsdefinitionen

1.1.1 Immunsystem und Allergie

Zum besseren Verständnis einer allergischen Reaktion werden kurz und vereinfacht die physiologischen Grundlagen dargelegt. Das wichtige Stichwort ist hier das Immun- bzw. Abwehrsystem.

Jedes gesunde Individuum besitzt ein Immunsystem mit den zwei funktionellen Untereinheiten *angeborenes* und *erworbenes Immunsystem*. Damit wehrt sich der Körper gegen alles, was von außen in ihn eindringt und ihn schädigen könnte, wie z. B. körperfremde Substanzen, Bakterien, Viren, Toxine, Pilze, Parasiten.

Körperfremden Substanzen, sofern vom Immunsystem als fremd erkannt, werden allgemein als *Antigene* bezeichnet. Die Antigene werden normalerweise durch verschiedene komplizierte Mechanismen des Immunsystems unschädlich gemacht, bevor sie erkennbare Erkrankungen verursachen können. Diese Abwehr verläuft bei einem gesunden Individuum nach außen hin unsichtbar ab. Zur „Verteidigung" gegen die Antigene werden von den weißen Blutkörperchen hauptsächlich sogenannte *Antikörper* gebildet. Diese werden auch *Immunoglobuline* (Ig) genannt und lassen sich in 5 Hauptfraktionen auftrennen: IgG, IgA, IgM, IgD, IgE.

Die körperfremde Substanz und die ganz spezifisch dazu gebildeten Immunoglobuline reagieren in einem komplizierten Mechanismus miteinander mit dem Endresultat, daß die körperfremde Substanz keine negative Wirkung mehr auf den Körper ausüben kann. Der Organismus speichert dann die Information über die körperfremde, unerwünschte Substanz und die dazu passenden Antikörper in einer „Fahndungsdatei" (= immunologisches Gedächtnis); die gespeicherte Information kann jederzeit bei wiederholtem Kontakt abgerufen werden [98, 178]: Erfolgt erneut ein Kontakt, so werden die beim ersten Kontakt gebildeten Antikörper in der „Fahndungsdatei" gesucht und wieder gebildet. Dies verhindert dann, daß die spezifische Erkrankung wieder auftritt. Der Mensch ist damit geschützt.

Erwünscht ist dieser Vorgang der Antikörperproduktion und damit die Abwehr z. B. durch Impfungen gegen diverse Infektionserreger (z. B. Masern, Röteln).

Was hat die allergische Reaktion aber mit dem Immunsystem zu tun?

Das Immunsystem eines Allergikers ist normalerweise zu den gleichen Leistungen befähigt, wie das eines gesunden Menschen [213]. Während eine spezifische Substanz für ein gesundes Individuum völlig harmlos ist, kann es jedoch vorkommen, daß der Körper diese fälschlicherweise für schädlich hält und heftiger als nötig reagiert. Diese übersteigerte Immunreaktion bezeichnet man als *allergische Reaktion*. Sie ist mit bestimmten Krankheitsbildern bzw. Symptomkomplexen verbunden (siehe Tab. 1). Der medizinische Fachkreis differenziert zwischen vier immunologischen Reaktionstypen: Typ 1 (anaphylaktische Reaktion, Sofortreaktion), Typ 2 (zytotoxische Reaktion), Typ 3 (Im-

Tab. 1: Allergisch ausgelöste Krankheitsbilder.

Alveolitis	Im Kindesalter seltene allergische Reaktion der Lungenbläschen auf spezielle Allergene, wie z. B. Schimmelpilze, Gefieder
Anaphylaxie	Akute allergische Sofortreaktion
Asthma Bronchiale	Allergisch bedingte Schwellung der Bronchialschleimhaut (Ödem) mit starker Entzündung und Verengung (Konstriktion) der Bronchien
Atopische Dermatitis	Synonym mit Neurodermitis; oft chronisch verlaufende Form der Hautallergisierung mit noch weitgehend ungeklärter Pathophysiologie
Gastroenteritis	Allergisch bedingte Durchfälle
Konjunktivitis	Entzündung der Bindehaut des Auges auf allergischer Grundlage
Migräne	Häufig pseudo-allergisch als Folge der Metabolisierung biogener Amine
Urticaria	Akut auftretende lokalisierte oder generalisierte Rötung und Schwellung an der Haut, meist mit starkem Juckreiz einhergehend
Quincke-Ödem	Schwellung der Augenlider und Schleimhäute des Nasen-Rachen-Raums als Ausdruck einer allergischen Sofortreaktion

munkomplex-Reaktion) und Typ 4 (zellvermittelte Reaktion = Spätreaktion).

Ein Antigen, welches eine allergische Reaktion auslöst, wird *Allergen* genannt (siehe Kap. 1.1.3).

1.1.2 Nahrungsmittelallergie

Man spricht dann von einer Nahrungsmittelallergie, wenn die übersteigerte Immunreaktion durch ein Allergen im verzehrten Nahrungsmittel verursacht wird. Die Frage, welches Nahrungsmittel allergenen Charakter hat, läßt sich nicht generell beantworten. Prinzipiell kann jedes Nahrungsmittel ein Allergen darstellen.

Wodurch kommt es aber bei Aufnahme eines bestimmten Nahrungsmittelallergens zu der charakteristischen Überempfindlichkeitsreaktion?

Die Voraussetzung dafür ist erst einmal die Durchlässigkeit (Permeabilität) der Darmwand für das spezifische Nahrungsmittelallergen. Gelangt dieses in den Körper, so bildet der Allergiker eine besondere Klasse von Antikörpern (insbesondere IgE-Antikörper). Davon merkt das Individuum zu Beginn nichts: Das Immunsystem „übt" sich in dieser Zeit stumm an dem Nahrungsmittelallergen. Diese stumme (= symptomfreie) Vorbereitungszeit der Allergie, d. h. die spezifische Antikörperbildung, bezeichnet man als *Sensibilisierungsphase,* die von unterschiedlicher zeitlicher Dauer ist. Wenn dann im Laufe der Zeit übermäßig viele Antikörper gegen ein spezifisches Nahrungsmittelallergen entstanden sind, reagiert der Körper bei anhaltender bzw. erneuter Allergenexposition mit bestimmten allergischen Krankheitsbildern. Dies kommt folgendermaßen zustande: Die gebildeten Antikörper aktivieren spezialisierte Immunzellen (= Mastzellen), die Histamin und andere biochemisch aktive Substanzen, *Mediatoren* genannt, freisetzen. Die Mediatoren sind für die Allergiesymptome verantwortlich. Diese Immunreaktion kann viele verschiedene Organe wie z. B. den Gastrointestinaltrakt (Durchfall, Erbrechen), die Lunge (Asthma bronchiale) und die Haut (Urtikaria, Neurodermitis) betreffen. Dabei kann das gleiche Nahrungsmittel ganz unterschiedliche Symptome bei verschiedenen Individuen auslösen. In besonderen Fällen kommt es zum Ausbruch eines sogenannten anaphylaktischen Schocks, d. h. eines Zusammenbruchs der regulativen Abwehr einer Immunantwort.

Die möglichen allergischen Krankheitssymptome können nach Sensibilisierung und erneutem Kontakt sofort, verzögert oder erst spät nach der Allergenaufnahme eintreten.

Für die Schwere und die Verlaufsform einer Nahrungsmittelallergie sind mitverantwortlich [165, 213, 237]:
- Das Immunsystem des Patienten
- Die allergene Potenz des Nahrungsmittelallergens und deren Anzahl, wobei bei polyvalenter Sensibilisierung Summationseffekte nicht selten sind
- Die genetische Prädisposition („allergische Familie")
- Die Zubereitung des Nahrungsmittels (z. B. verlieren durch Hitzeeinwirkung Nahrungsmittel häufig teilweise oder ganz ihre allergieauslösende Wirkung)
- Der individuelle Sensibilisierungsgrad
- Der individuelle Toleranzwert bzw. Schwellenwert.

1.1.3 Allergen

Der Begriff „Allergen" bedarf einer genauen Charakterisierung: Allergene sind Fremdstoffe, chemisch gesehen mei-

stens globuläre Fremdeiweiße (Molekulargewicht von ca.
10 000 bis 70 000 Dalton). Sie werden unverändert in den
Körper aufgenommen, gehen mit den spezifisch gebildeten
Antikörpern eine Verbindung ein und lösen so die allergischen Reaktionen aus. Dabei werden praktisch ausschließlich Immunoglobuline der Klasse E (IgE) gebildet (IgE-
Immunantwort) (siehe Kap. 1.1.1).

Allergene können beispielsweise Pollen, Tierepithelien,
Hausstaub, Schimmelpilze und Nahrungsmittel tierischen
und pflanzlichen Ursprungs sein. Als pflanzliche Allergene
können das naturbelassene Nahrungsmittel selbst, seine
natürlichen Bestandteile sowie im Einzelfall auch die im
Stoffwechsel daraus entstehenden Verdauungsbruchstücke
(= Metaboliten) verantwortlich sein [214, 229]. Darüber
hinaus gibt es Substanzen (sogenannte *Haptene*), die un-
vollständige Allergene sind, aber nach Bindung an spezifische Eiweiße zum Vollallergen werden [178].

1.1.4 Häufige Nahrungsmittelallergene

Als die häufigsten klassischen allergieauslösenden Nahrungsmittel für Kinder im Alter von 0 bis 3 Jahren werden
in der Literatur Kuhmilch, Hühnerei, Tomaten, Fisch,
Schokolade, Erbsen, Sojabohne, Getreide und Nüsse angegeben.

Anzumerken ist hierbei, daß die Definition eines „häufigen"
Nahrungsmittelallergens nicht ganz einfach ist. Es bestehen
diesbezüglich Unterschiede zwischen Kindern und Erwachsenen, bedingt sowohl durch die unterschiedliche Verzehrs-
gewohnheit als auch durch die bei Kindern vorliegende
unterschiedliche immunologische Gegebenheit diverser Organsysteme [237]. Damit dürfte unter dem Gesichtspunkt

der Häufigkeit verständlich sein, daß in der Pädiatrie Sensibilisierungen gegen z. B. Hummer etc. sehr selten sind [95, 113].

Prinzipiell kann jedoch jedes Nahrungsmittel als Allergen oder Auslöser einer Unverträglichkeitsreaktion wirken. Die aktuelle relevante Allergenpalette ist je nach Eß- und Lebensgewohnheit von Kind zu Kind unterschiedlich.

1.2 Diagnose der Nahrungsmittelallergie

Die Diagnose von Nahrungsmittelallergien bereitet Schwierigkeiten. Die Probleme beruhen u. a. auf der Mannigfaltigkeit möglicher klinischer Reaktionen, auf der schwierigen Interpretation einzelner immunologischer Tests und auf der Vielzahl möglicher Auslöser, weil prinzipiell jedes Nahrungsmittel ein potentielles Allergen sein kann.

Die klassische Allergiediagnostik basiert auf 4 Säulen:
- Anamnese
- Hauttest
- Andere Laboruntersuchungen (Bluttests)
- Provokation.

Die Vorgehensweise in der Diagnostik soll Abb. 1 verdeutlichen.

1.2.1 Anamnese

Eine zentrale Stellung in der Diagnostik nimmt die Anamnese ein, welche Geduld und Erfahrungen seitens des Arztes erfordert.

Bei Verdacht auf Nahrungsmittelallergien müssen meist

Abb. 1: Vorgehensweise in der Diagnostik von Nahrungsmittelallergien [108].

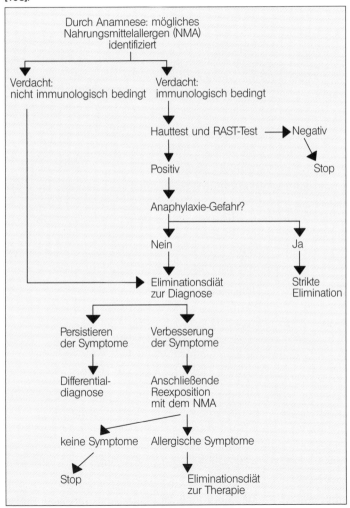

zusätzlich Ernährungsprotokolle miteinbezogen werden, in denen nicht nur die Lebensmittel der einzelnen Mahlzeiten, sondern auch verwendete Gewürze, Zusatzstoffe und andere Gegebenheiten (z. B. Klimawechsel, Medikamenteneinnahme, psychische Verfassung) registriert werden sollten. Diese Aufzeichnungen erlauben möglicherweise bei der Auswertung gewisse Rückschlüsse auf ein verdächtiges Allergen, das dann gezielt getestet werden kann.

1.2.2 Hauttest und andere Laboruntersuchungen

Zum Nachweis einer möglichen Sensibilisierung gibt es zunächst den Hauttest. Dieser beruht darauf, daß der unmittelbare Kontakt eines speziellen Allergens mit der Haut beim Allergiker einen bestimmten entzündlichen Vorgang (Quaddelbildung, Rötung) hervorrufen kann. Die allergische Hautreaktion ist von der Art und Stärke der Allergie und von der Menge des Allergens abhängig und damit je nach Patient unterschiedlich.

Da es verschiedene Reaktionstypen der Allergie gibt (siehe Kapitel 1.1.1), sind entsprechend auch unterschiedliche Hauttestmethoden entwickelt worden (siehe Tab. 2).

Zum Nachweis einer möglichen Sensibilisierung gibt es noch andere Laboruntersuchungen: Die Antikörper IgE, die an der allergischen Sofortreaktion beteiligt sind, liegen im Blut der Allergiker mehr oder weniger erhöht vor. Die Höhe der Gesamtkonzentration der IgE kann in einem Labortest ermittelt werden. Zwischen der Höhe der Gesamtkonzentration des IgE und dem Schweregrad der Symptomatik gibt es jedoch keinen eindeutigen Zusammenhang.

Die Bestimmung der Gesamt-IgE-Konzentration ist auch eine mögliche Methode zur Vorhersage allergischer Re-

Tab. 2: Hauttestmethoden.

Zur Feststellung einer allergischen Sofortreaktion: Prick-Test („Stichtest")	**Vorgehensweise:** Ein Tropfen der Allergenlösung wird auf die Haut gebracht – mit einer Nadel wird die Haut unter dem Tropfen leicht angestochen. Die Sofortreaktion in Form einer juckenden Quaddel mit umgebender Rötung wird nach 20 min. abgelesen. **Kommentar:** ■ Gut zur Testung von Kindern geeignet ■ Anwendbar zur Ermittlung inhalativer Allergene ■ Aussagekraft bei Nahrungsmittelallergien beschränkt **Ähnliche Hauttestmethoden:** ■ Scratch-Test („Kratz- und Ritztest") ■ Intrakutantest
Zur Feststellung einer allergischen Spätreaktion: Epikutan-Test	**Vorgehensweise:** Pflasterstreifen mit allergieauslösenden Substanzen in Salbenform oder in wäßriger Lösung werden auf den Rücken des Allergikers geklebt. Die Testreaktion wird nach 24/48/72 Stunden abgelesen. **Kommentar:** ■ Diagnostische Bedeutung z. B. zur Feststellung einer Nickelallergie ■ Aussagekraft bei Nahrungsmittelallergien beschränkt

aktionen bei Neugeborenen mit atopischer Familienanamnese (Nabelschnur-IgE-Bestimmung) [33]. Des weiteren
kann dieser Labortest auch zur Kontrolle des Erfolges einer
Klimatherapie und anderer Behandlungsmethoden herange-
zogen werden.

Die häufigste Blutuntersuchung bei der Allergie ist die
Bestimmung der *spezifischen* IgE-Antikörper. Zum Nachweis spezifischer IgE-Antikörper gegen bestimmte Allergene dient der Radio-Allergo-Sorbens-Test (sogenannter
RAST-Test). Die Meßergebnisse werden in Klassen angegeben, wobei je nach Labor zwischen vier bzw. sechs
Rastklassen differenziert wird.

Beispielhaft bedeutet:
Klasse 0 = negativ
Klasse 1 = zweifelhaft
Klasse 2 = schwach positiv
Klasse 3 = positiv
Klasse 4 = stark positiv.

Der RAST-Test wird häufig ergänzend zum Hauttest angewendet. Des weiteren ist er bei solchen Patienten notwendig, deren Haut wegen schwerer atopischer Dermatitis für
die Hauttestung ungeeignet ist.

Bei den beschriebenen typischen allergologischen Diagnoseverfahren muß berücksichtigt werden, daß weder ein
positiver RAST-Test noch ein positives Hauttestergebnis
eine 100%ige Aussagekraft besitzen. Sie sind nicht mit
einer klinischen Aktualität gleichzusetzen und können
bzw. dürfen nicht zur alleinigen Grundlage einer Therapie
und/oder einer diätetischen Empfehlung werden.

1.2.3 Provokation

Ein positiver Sensibilisierungsnachweis gegen ein Nahrungsmittelallergen gibt die Indikation für eine orale Provokation, d. h. eine Karenzdiät mit anschließender gezielter
Reexposition [115, 201, 204, 226, 240], damit vor der
Durchführung einer langfristigen Eliminationskost die klinische Relevanz der Testbefunde ermittelt werden kann.

Die klinische Aktualität eines Nahrungsmittels gilt dann als
erwiesen, wenn die Elimination des verdächtigen Nahrungsmittelallergens zu einer deutlichen Besserung und die Reexposition zu einem Wiederauftreten der Symptome führt [39].

Ein Provokationstest darf nur dann durchgeführt werden,
wenn anamnestisch keine Anaphylaxie vorliegt. Dies sollte
in Zusammenarbeit mit einem Arzt erfolgen.

1.2.4 Doppeltblind-Placebo-kontrollierter
Provokationstest

Das zuverlässigste Diagnoseverfahren mit hoher Aussagekraft ist der doppeltblind-Placebo-kontrollierte Provokationstest (DBPC-Test) [22, 228].

Bei einem DBPC-Test wird alternativ ein Placebo oder eine
gewisse Menge des verdächtigen Nahrungsmittelallergens
(z. B. in einer Kapsel) dem Kind verabreicht. Weder der
Patient noch der Arzt/Beobachter wissen Bescheid, wann
das verdächtige Allergen gegeben wird.

Der DBPC-Test gibt den besten Aufschluß über einen
Zusammenhang zwischen bestimmten Symptomen und einem spezifischen Lebensmittel [68]. Er ist auch geeignet,
um psychologische Gründe für eine allergische Reaktion
ausschließen zu können.

Aufgrund des enormen zeitlichen Aufwandes eignen sich DBPC-Tests nicht zur routinemäßigen Durchführung im Rahmen eines normalen Klinikaufenthaltes oder in der ambulanten Praxis. Sie bleiben eher wissenschaftlichen Studien vorbehalten.

Eine doppeltblind-Placebo-kontrollierte Provokation bei Kindern mit Verdacht auf eine Nahrungsmittel-Unverträglichkeitsreaktion bestätigte interessanterweise nur in $1/3$ aller Fälle, bei denen anamnestisch, klinisch und/oder labordiagnostisch eine Nahrungsmittelallergie vermutet wurde [40], das Vorliegen der Unverträglichkeit.

1.3 Häufigkeit der Nahrungsmittelallergien

Weitgehende Einigkeit besteht darin, daß die Allergien in den letzten Jahrzehnten deutlich zugenommen haben, wobei das Ausmaß verschieden beurteilt wird. Als Grund der Zunahme wird vor allem die steigende Umweltbelastung genannt. Das Krankheitsbewußtsein der Bevölkerung ist insbesondere für diejenigen Erkrankungen gestiegen, die möglicherweise durch schädliche Umweltfaktoren ausgelöst bzw. verstärkt werden. Gleichzeitig ist aber auch an die verbesserte Diagnostik im Bereich der Allergologie zu denken.

Bisher existieren weder für Deutschland noch für andere westliche Länder einheitliche Daten über die Gesamthäufigkeit von Nahrungsmittelallergien [74, 213, 236]. Die Schwierigkeit, die Anzahl der Nahrungsmittelallergiker genau zu definieren, beruht auf diversen Gründen [9, 78, 83, 142, 175, 230, 236, 237]:

- Die Symptomatik der Nahrungsmittelallergie kann sehr mannigfaltig sein. So können unterschiedlichste Organsysteme betroffen sein, wie z. B. Magen-Darm-Kanal, Haut, Atemwege, Kreislauforgane.

- Der Zeitpunkt des Eintretens der allergischen Reaktion ist Schwankungen unterworfen. Man muß zwischen Sofortreaktion (innerhalb 1 Stunde nach Verzehr des Nahrungsmittelallergens) und Spätreaktion (erst 24 bis 72 Std. nach Verzehr des Nahrungsmittelallergens) differenzieren.

- Häufig wird der Terminus „Nahrungsmittelallergie" unkritisch, spekulativ und fehlerhaft verwendet. Verschiedene Formen der Lebensmittelunverträglichkeit werden vielfach fälschlicherweise mit dem Begriff Allergie benannt. Klare Differenzierungen zu anderen Unverträglichkeitsreaktionen, wie z. B. Pseudoallergie, Enzymopathien, toxische Reaktionen, pharmakologische Reaktionen sind erforderlich.

- Es mangelt an präzisen, 100%ig aussagekräftigen Laborparametern.

Hinsichtlich der in Mitteleuropa traditionell verwendeten Grundnahrungsmittel wie Kuhmilch und Eier ist in den letzten Jahren kein wesentlich häufigeres Auftreten an allergischen Reaktionen zu verzeichnen. Jedoch hat innerhalb der Bevölkerungsgruppe der Allergiker die Zahl derjenigen zugenommen, welche auf vegetabile Nahrungsmittel eine Allergie entwickelt haben.

Ein Grund hierfür liegt darin, daß die Angebotspalette an Nahrungs- und Genußmitteln heutzutage durch die Internationalisierung des Handels wesentlich breiter ist als früher [213, 237]. Erwähnt sei hier exemplarisch das sehr breite Repertoire der exotischen Gewürze, Gemüse und Früchte, wie Kiwi, Mango, Maracuja, Avocado, Papaya etc. Solange diese Lebensmittel kaum verzehrt wurden, traten allergische Reaktionen hierauf auch seltener auf.

Ein weiterer Grund für die Zunahme der Allergien gegen pflanzliche Nahrungsmittel liegt in der „Naturkostwelle". Der heutige Trend nach vegetarischer Kost und Vollwerternährung birgt ein erhöhtes Allergierisiko in sich durch die Aufnahme von häufig naturbelassenen bzw. wenig verarbeiteten Nahrungsmitteln (Müsli, rohe Gemüse, Sonnenblumenkerne, Sesam etc.). Obwohl dies vom ernährungswissenschaftlichen Standpunkt als positiv zu bewerten ist, muß berücksichtigt werden, daß grundsätzlich die allergene Potenz eines Nahrungsmittels um so größer ist, je unverarbeiteter es bleibt [39]. Auf der anderen Seite wird aber durch die Bevorzugung der „Naturkost" die Aufnahme versteckter Allergene durch die verminderte Fertigproduktaufnahme reduziert.

Allgemein kann festgehalten werden, daß im weitesten Sinne die Häufigkeit der Nahrungsmittelallergie an die Nahrungs- und Lebensgewohnheiten des jeweiligen Patienten gebunden ist.

Aber nicht nur durch die Internationalisierung und Verschiedenartigkeit unserer Ernährungsgewohnheiten, sondern auch durch den Verzehr von Fertigprodukten und mit der nicht immer eindeutig durchschaubaren Inhaltsdeklaration werden die Möglichkeiten der Allergenaufnahme unübersichtlich und erschweren gleichzeitig die Diagnose sowie die Ernährungstherapie.

Die Zunahme der atopischen Erkrankungen und die damit bedingten hohen Behandlungskosten haben dazu geführt, daß das Interesse gestiegen ist, die Risikofaktoren für die Entwicklung einer Allergie rechtzeitig zu identifizieren und entsprechende Empfehlungen aufzustellen (siehe Kap. 2).

1.4 Welcher Säugling ist allergiegefährdet?

Man geht heute davon aus, daß 25% aller Neugeborenen ein familiär erhöhtes Allergierisiko haben [243].

Die Vererbung spielt bei der Entwicklung von Allergien eine entscheidende Rolle [26, 78, 204, 213]. Die Art der Allergie selbst wird nicht vererbt, sondern nur die Veranlagung zur Atopie, die sogenannte genetische Prädisposition: Vererbt wird damit die erhöhte Bereitschaft, sich gegen allergene Stoffe zu sensibilisieren. Bei genetischer Prädisposition entwickelt sich nicht zwangsläufig eine allergische Erkrankung. Zu ihrer Manifestation kommt es erst unter dem Einfluß zusätzlicher exogener und endogener Faktoren, den sogenannten Adjuvans-Faktoren.

Großangelegte epidemiologische Studien zeigten, daß Neugeborene aus Familien, in welchen atopische Erkrankungen (z. B. Neurodermitis, Asthma bronchiale) bereits auftraten, ein deutlich höheres (statistisches) Risiko haben, selbst einmal eine solche Erkrankung zu entwickeln [124, 125, 127]. Laut Kjellmann [128] manifestiert sich mit steigender Zahl erkrankter Familienmitglieder die Krankheit des Kindes um so früher. Es wäre daher angebracht, eine ausführliche Familienanamnese mittels Anamnesebogen – möglichst bereits über den betreuenden Gynäkologen bei der Schwangeren – durchzuführen, um die Risikogruppe frühzeitig zu identifizieren bzw. die Höhe des Allergierisikos einzuschätzen. Dadurch können entsprechende Maßnahmen zur Allergieprävention beim Neugeborenen rechtzeitig eingeleitet werden (siehe Kap. 2).

Das Allergierisiko eines Neugeborenen in Abhängigkeit

von der Atopiebelastung der Familie wird in Tabelle 3 aufgeführt.

Anzumerken ist in diesem Zusammenhang, daß eine positive Familienanamnese keine genügend große Sicherheit zur Diagnose „Allergierisiko" liefert. In Kombination mit der Nabelschnurblut-IgE-Bestimmung kann die Aussagekraft offensichtlich wesentlich erhöht werden [10, 11, 32].

Böhles [23] weist darauf hin, daß das Risiko einer späteren atopischen Erkrankung bei einem Nabelschnur-IgE > 1 ku/l und positiver Familienanamnese 70 bis 80% beträgt. Ohne positive Familienanamnese liegt das Atopierisiko bei 60%, während nur 7% der Kinder mit unauffälligem Nabelschnur-IgE und positiver Familienanamnese betroffen sind. Jedoch weder das Nabelschnur-IgE noch die Familienanamnese alleine sind als geeignetes Screening für die Identifikation von allergischen Neugeborenen geeignet.

Neben der genetischen allergischen Disposition gibt es noch viele Einflußfaktoren, die auf die Entwicklung allergischer Erkrankungen begünstigend einwirken. Folgende Adjuvans-Faktoren können von Bedeutung sein, daß aus einer

Tab. 3: Allergie-Risiko eines Neugeborenen in Abhängigkeit zur Atopie-Belastung in der Familie [73, 124, 127].

Kein Elternteil allergisch	5–15%
Ein Elternteil allergisch	20–40%
Beide Eltern allergisch	40–60%
Beide Eltern allergisch mit gleicher Manifestation	60–80%
Ein Geschwister allergisch	25–35%

atopischen Konstitution später eine manifeste Allergie entsteht [105, 109, 126, 174, 197]:

- Pollen
- Haustiere: vor allem Katze, Kleinnager, Hund
- Hausstaub: insbesondere Hausstaubmilbenexposition
- Infektionen: meist virale Infekte der oberen Luftwege, des
  Gastrointestinaltraktes
- Tabakrauch: Dieser reizt die Schleimhäute und wirkt beim
  Säugling stimulierend auf die IgE-Synthese. Raucht die
  Mutter während der Schwangerschaft, so trägt der Säug-
  ling bei entsprechender Prädisposition nachweislich ein
  4fach höheres Risiko, daß sich eine Allergie beim Kind
  manifestiert [78, 197]. Laut Kjellmann [126] bewirkt
  Rauchen während der Schwangerschaft ein 5fach höheres
  Risiko bei der Entstehung eines Ekzems und ein zweifach
  höheres Risiko bei der Ausbildung von Asthma bron-
  chiale.
- Ernährung
- Streß.

Da die genetische Veranlagung nicht beeinflußbar ist, liegt
es nahe, durch die noch beeinflußbaren Faktoren, wie z. B.
Ernährung und Umwelt, das Allergierisiko bei prädisponierten Neugeborenen zu minimieren (siehe Kap. 2).

1.5 Nahrungsmittelallergien und atopische Dermatitis

In medizinischen Fachkreisen wird die atopische Dermatitis
auch als endogenes Ekzem oder als Neurodermitis bezeichnet.

Die Therapie der atopischen Dermatitis kann nicht kausal

sein, da die Ursache weitgehend ungeklärt ist. Man nimmt an, daß es sich hierbei um eine multifaktoriell bedingte Erkrankung der Haut handelt.

Auslöser einer atopischen Dermatitis können u. a. Hitze, trockenes Klima, virale Infekte, Hausstaub, Pollen, psychische Aspekte und/oder auch Nahrungsmittelallergien sein. Ein Argument, das für eine mögliche Relevanz von Nahrungsmittelallergien in der Pathogenese der atopischen Dermatitis spricht, ist, daß IgE-Antikörper gegen Nahrungsmittel bei atopischer Dermatitis häufiger nachweisbar sind als bei anderen atopischen Erkrankungen. Des weiteren sind in der Literatur auch positive Provokationsversuche mit Nahrungsmittelallergenen beschrieben worden.

Es gibt aber auch Argumente, die gegen die Bedeutung einer Nahrungsmittelallergie in der Pathogenese der atopischen Dermatitis sprechen: schwache Korrelation von positiven Hauttesten und RAST-Resultaten mit den anamnestischen Angaben der Patienten und geringer Effekt von Eliminationsdiäten, welche nach Hauttesten und RAST-Resultaten durchgeführt worden sind.

David weist darauf hin, daß nur bei 10% der Neurodermitiker eine Verbesserung der Haut durch eine Elimination diverser Nahrungsmittel eintritt [56]. Andererseits spielt bei Kindern zu ca. 50% eine Nahrungsmittelsensibilisierung eine begleitende, vielleicht auch ursächliche Rolle bei der Neurodermitis (Bock 1987; Liptay et al. 1992; Sampson 1983; Smith 1988; Johnes u. Sampson 1993; alle zitiert in [73 a]).

Die Therapie der Wahl bei vorliegender atopischer Dermatitis ist vor allem die lokale Behandlung der Haut entsprechend ihren Veränderungen.

Näheres zu den therapeutischen Ernährungsmaßnahmen bei Neurodermitis nach diagnostizierter Nahrungsmittelallergie wird in Kapitel 3 erläutert.

1.6 Nahrungsmittelallergien und Asthma bronchiale

Asthma bronchiale im Kindesalter ist gekennzeichnet durch rezidivierende, meist anfallsartig auftretende Episoden von häufig exspiratorischer Atemnot [132]. Als Hauptursachen in der Genese von Asthma bronchiale gelten virale Infekte, psychologische Faktoren, körperliche Anstrengung, Kälteexposition, Pollen und Hausstaub.

Nahrungsmittel hingegen sind im Kindesalter seltene und meist nicht alleinige Auslöser von Asthma bronchiale. Falls dennoch ein Nahrungsmittel einen Asthmaanfall hervorruft, löst es häufig gleichzeitig noch andere allergische (z. B. gastrointestinale) Symptome aus.

Wenn bei Kindern neben Asthma bronchiale gleichzeitig andere atopische Symptome auftreten, ist die Wahrscheinlichkeit des Vorkommens einer möglichen Nahrungsmittelallergie 4mal höher als bei Kindern, die „nur" Asthma allein aufweisen [160].

In den seltenen Fällen, wo ein Nahrungsmittel einen Asthmaanfall auszulösen vermag, handelt es sich stets um eine Sofortreaktion, d. h. die Symptome treten bis max. 30 Minuten nach dem Verzehr des Nahrungsmittelallergens auf. Spätreaktionen sind im allgemeinen ungewöhnlich [57].

2 Präventionsmaßnahmen im 1. Lebensjahr bei Säuglingen mit allergischer Veranlagung

2.1 Einflußfaktoren auf die Entstehung von Nahrungsmittelallergien im Säuglingsalter

Eine Nahrungsmittelallergie kann sich in jedem Alter manifestieren, jedoch weist die frühe Kindheit eine hohe Prävalenz auf. Eine Studie bei Nahrungsmittelallergikern zeigte, daß 80% der allergischen Symptome im 1. Lebensjahr auftraten [20], wobei die meisten im Alter von 3 Jahren wieder überwunden waren.

Ein wichtiger Einflußfaktor auf die Entstehung einer Nahrungsmittelallergie stellt im Säuglingsalter die Ernährung dar. Die typischen Säuglingsnahrungsmittel und die darin enthaltenen körperfremden Eiweiße gehören – neben den mikrobiellen Antigenen – zu den ersten körperfremden Substanzen, denen das Neugeborene ausgesetzt ist. Sie sind somit potentielle Allergene [2, 197].

Des weiteren sind die entwicklungsphysiologische Unreife der systemischen Immunantwort und die Unreife der gastrointestinalen Funktion für das erhöhte Sensibilisierungsrisiko beim Neugeborenen verantwortlich [209, 212]. Beachtenswert ist dabei jene Tatsache, daß die Darmmukosa in den ersten Lebenstagen eine physiologisch bedingte erhöhte Permeabilität aufweist, deren Begründung im Fehlen von sekretorischem IgA liegt. Normalerweise ist dieses lokal wirkende sekretorische IgA zu 80% für die Immunantwort im Darm verantwortlich [13, 148]. Erst ab der 3. bis 4. Lebenswoche beginnt die Eigensynthese von sekretorischem IgA [162]. Daher können Nahrungsmittelinhaltsstoffe, die allergieauslösenden Charakter haben (= intaktes Fremdprotein), besonders leicht resorbiert werden und spezifische Abwehrreaktionen hervorrufen. Aus diesem Grunde bezeichnet man insbesondere die ersten 4 Wochen beim Säugling als vulnerable Periode der Sensibilisierung [66, 206].

Zudem ist bei einem Neugeborenen die Magensäureproduktion relativ gering. In Kombination mit der verminderten Aktivität des Eiweiß-spaltenden Verdauungsenzyms (Protease) können größere Mengen an intaktem Fremdeiweiß dem Abbau entgehen und so ins Blut gelangen. Diese größeren Fremdeiweiße lösen die Bildung spezifischer Antikörper aus, wodurch der Beginn einer allergischen Reaktion gegeben ist.

Aus dieser Erkenntnis heraus und durch neuere Studienresultate aus Immunologie und Allergologie untermauert, ist deshalb bei Neugeborenen mit erhöhtem Allergierisiko (s. Kap. 1.4) von einer frühen oralen Fremdproteinzufuhr (insbesondere in Form von kuhmilcheiweiß- und sojaeiweißhaltiger Säuglingsmilch) abzuraten, da ansonsten die Entstehung von Nahrungsmittelallergien begünstigt werden kann.

Es stellt sich für die betroffenen Eltern die Frage, welche Ernährungsform gewählt wird, wenn das Kind ein erhöhtes Allergierisiko aufweist. Gibt es präventive Ernährungsmaßnahmen, die die Entwicklung einer allergischen Manifestation beeinflussen, und wie sehen diese aus? Seit Jahren beschäftigt sich die Forschung mit der Möglichkeit einer effektiven Allergieprophylaxe im Säuglingsalter.

> ## 2.2 Ernährungspräventionsmaßnahmen im 1. Lebenshalbjahr

2.2.1 Stillen als Allergieprophylaxe

Neuere Studien zeigen, daß gezielte Maßnahmen das Risiko einer Allergieentstehung im ersten Lebensjahr vermindern können bzw. eine Verschiebung der allergischen Manifestationen zu einem späteren Zeitpunkt hin möglich ist [91]. Zu diesen Maßnahmen gehört im Neugeborenenalter eine antigenarme Ernährung, welche auch unter Alltagsbedingungen realisierbar ist. Die beste Empfehlung zur hypoantigenen (allergenarmen) Ernährung des Säuglings ist das ausschließliche Stillen. Daraus entsteht die Frage: Schützt Stillen vor dem Ausbruch einer Allergie?

Bezüglich der empfohlenen Muttermilchernährung des Säuglings mit allergischer Veranlagung sind zwei Aspekte erwähnenswert:

1. Die Muttermilch enthält diverse immunologisch wirksame Bestandteile und ist dadurch auf die physiologische Unreife der Immunabwehrmechanismen des jungen Säuglings abgestimmt. Zudem ist nur das Eiweiß der Muttermilch „arteigen". Die positiven Wirkungen der Muttermilch, die zu einer Reduktion des Risikos einer möglichen Nahrungsmittelsensibilisierung führen können, werden in der Tabelle 4 stichpunktartig genannt.

2. Allergenfrei jedoch ist auch die Muttermilch nicht. Neben den immunologisch wirksamen Stoffen enthält die Muttermilch in sehr geringer Konzentration Nahrungsmittelallergene, die aus der Ernährung der Stillenden selbst stammen. Durch diese Übertragung geringer Allergenmen-

Tab. 4: Positive Wirkungen der Muttermilch [13, 78, 133, 143, 186, 187, 191, 202].

- Vorliegen von arteigenem Eiweiß

- Verringerte Zufuhr von Fremdeiweiß

- Vorliegen von spezifischen Antikörpern gegen häufige Nahrungsmittel, Bakterien und Viren, welche vermutlich die Aufnahme von
  Allergenen aus dem Darm hemmen

- Die Antikörper der Muttermilch bewirken eine schnellere Reifung
  der Darmmukosa, so daß die erhöhte Permeabilität gesenkt
  werden kann

- Vorliegen von antibakteriellen und antiviralen Schutzfaktoren (z. B.
  Lactoferrin, Lactoperoxidase, Lysozym), wodurch weniger Infektionen des Intestinal- und Respirationstraktes entstehen können

- Nachweisbare immunkompetente Faktoren, wie z. B. sekretori-
  sches IgA (s-IgA), welches Allergene im Darmlumen bindet und so
  bis zur einsetzenden Eigenproduktion von s-IgA einen passiven
  Schutz liefert

gen kann es auch durch das Stillen beim prädisponierten
Säugling zur Sensibilisierung kommen [83, 107, 184, 197,
200, 203, 208].

Kontrollierte Studien haben in der Muttermilch z. B. im-
mun-reaktives Kuhmilch-, Ei- und Weizeneiweiß nachgewiesen, wobei folgende Beobachtungen gemacht worden
sind [78]:
- Die Allergenkonzentration unterscheidet sich von Mutter
  zu Mutter.
- Die Allergenkonzentrationen schwanken von einer zur
  anderen Stillmahlzeit.
- Fremdeiweiße waren während der gesamten Stillzeit in
  der Muttermilch nachweisbar.

Damit wird verständlich, daß allergische Manifestationen

auch bei voll gestillten Säuglingen hervorgerufen werden können [9, 107, 120].

Obwohl bei gestillten Säuglingen spezifische IgE-Antikörper gegen diverse Nahrungsmittel im Blut nachgewiesen werden können, sind sie während der Stillzeit häufig noch ohne Symptome. Erst wenn sie dann mit Nahrungsmitteln direkten Kontakt haben – sei es in Form von Säuglingsmilchen auf Kuhmilchbasis oder Beikost – kommt es zur entsprechenden Reaktion [13, 78].

Treten während des Stillens beim Säugling bereits allergische Reaktionen auf, wie Koliken, Erbrechen, Ekzeme etc., so stellt sich hier die Frage, ob man der Stillenden eine Eliminationsdiät (z. B. ohne Milch) empfehlen sollte. Zum gegenwärtigen Zeitpunkt kann jedoch keine allgemeingültige Empfehlung einer spezifischen Auslaßdiät für die Stillende gegeben werden. In der Literatur werden dazu unterschiedliche Ratschläge angegeben. Beispielsweise geht Kjellmann [123] davon aus, daß die mütterliche Ernährung während des Stillens dazu beitragen kann, das Auftreten atopischer Erkrankungen bei Risiko-Neugeborenen zu vermindern bzw. zu verzögern.

Für die Praxis gilt die Empfehlung, bei gestillten Säuglingen mit allergischen Symptomen einen Versuch der Elimination klassischer Allergene (wie z. B. Kuhmilcheiweiß) bei der Mutter durchzuführen [78, 83]. Wenn innerhalb von zwei Wochen keine deutliche Besserung beim Säugling eingetreten ist, kann die Stillende wieder zur üblichen Mischkost übergehen.

Die Gefahr einer Eliminationskost der Stillenden besteht insbesondere in der Stillentmutigung. Zudem sollte im Fall der Nahrungsmitteleinschränkung während der Laktation eine diätetische Beratung in Anspruch genommen werden. Beispielhaft kann es bei strenger Kuhmilchelimination zu einem alimentären Calciumdefizit kommen. Demgegenüber steht der besonders hohe Calciumbedarf der Stillenden. Hier kann nur duch eine medikamentöse Calciumsubstitution Abhilfe geschaffen werden.

„Aber was nun?" ist die berechtigte Frage. Zum einen enthält die Muttermilch abwehrwirksame Bestandteile, die den Säugling vor einer Allergie zumindest für das erste Lebenshalbjahr schützen können. Zum anderen kommen auch Nahrungsmittelallergene in der Muttermilch vor, die allergische Reaktionen beim Säugling hervorrufen können. Trotz dieses prägnanten Widerspruches ist vom ernährungswissenschaftlichen Standpunkt aus ein Vollstillen bis zum 4., besser bis zum 6. Lebensmonat zu empfehlen. Denn der Nutzen des Stillens für den Säugling mit allergischer Disposition ist in den 4 bis 6 Monaten höher einzuschätzen, als ein möglicherweise vorhandenes Risiko durch feststellbare Nahrungsmittelallergene in der Muttermilch. Retrospektive und prospektive Studien haben zudem gezeigt, daß voll gestillte Säuglinge statistisch signifikant weniger allergische Erkrankungen in den ersten Lebensjahren entwickeln als künstlich ernährte [13, 128, 143].

Zusammenfassend kann gesagt werden, daß die Entwicklung von Allergien durch Vollstillen wahrscheinlich nicht grundsätzlich verhindert werden kann! Eher ist anzunehmen, daß bei den meisten allergiegefährdeten Kindern der Erkrankungszeitpunkt hinausgeschoben und der Schweregrad der allergischen Erkrankung abgeschwächt werden kann [9, 31, 93, 106, 142, 154, 163, 170, 197]. In der Zeit des Stillens dürfen aber keine anderen Nahrungsmittel gegeben werden (siehe Kapitel 2.2). Bei einem Risiko-

Säugling, der voll gestillt wird, ist darauf zu achten, daß dieser vor bzw. während der Stillphase in der Geburtsklinik nicht mit einem Kuhmilch- bzw. Sojamilchpräparat gefüttert wird (das sogenannte „Nachschöppeln") [9, 216]. Ansonsten besteht die Gefahr einer frühzeitigen Sensibilisierung des gestillten Säuglings. Das Auftreten einer Kuhmilchallergie bzw. Sojaallergie bei erneuter Gabe von Kuhmilch bzw. Sojamilch, während des Abstillens z. B. durch einen Getreide-Milchbrei, ist dann vorprogrammiert [88, 198, 236]. Eine frühe Exposition gegenüber Kuhmilch erhöht nicht nur das Risiko einer Überempfindlichkeitsreaktion gegen Kuhmilch, sondern auch gegen andere Nahrungsmittel [81]. Eine Studie von Høst [106] zeigte, daß eine allergische Manifestation dann signifikant häufiger auftrat, wenn die Neugeborenen vor dem Stillen mit kuhmilchhaltiger Säuglingsnahrung gefüttert wurden.

Da durch Verhindern der frühen ersten Fremdproteingabe die Allergisierungsrate bei prädisponierten Kindern gesenkt werden kann, muß das Klinikpersonal insbesondere auf Neugeborenenstationen bezüglich dieser wichtigen Sachlage in Kenntnis gesetzt werden. Außerdem ist darauf zu achten, daß die Vitamin-D-Präparate, die dem Säugling zur Rachitisprophylaxe verabreicht werden, und andere erforderliche Medikamente milcheiweißfrei sind.

2.2.2 Stillprobleme und die Bedeutung der Hydrolysatnahrungen

Aber was ist, wenn Stillprobleme beim allergiegefährdeten Säugling auftreten? Zuerst einmal sind all diejenigen „Regeln" zu berücksichtigen, die einen guten Beginn beim Stillen gewährleisten sollen (siehe Tab. 5). Steht in den

Tab. 5: Stillanweisungen für Mütter (Beispiele) [28, 61].

- Das Kind so früh wie möglich anlegen – möglichst noch im Kreißsaal

- Anlegen und trinken lassen nach Bedarf

- Stilldauer allmählich steigern

- Beidseitig anlegen

- Das Kind nicht von der Brust reißen, sondern behutsam den Sog unterbrechen

- Beim Stillen bequem und völlig entspannt sitzen bzw. liegen

Tab. 6: Nachteile einer Kohlenhydratlösung ab dem 3. Lebenstag [73, 134, 190].

- Keine Zufuhr von diversen Nährstoffen (wie z. B. Protein, Vitamine)

- Keine Lactosezufuhr, um über das neonatale Galactosämie-Screening eine Störung des Galactosestoffwechsels rechtzeitig diagnostizieren zu können

- Keine zusätzliche Proteinzufuhr zur Durchführung des Phenylketonurie-Screening

- „Insulinstreß" durch die Kohlenhydratlösung

ersten Tagen nicht ausreichend Muttermilch zur Verfügung (erst am 3. bis 4. Tag größter Anstieg im Milchvolumen), dann ist in den ersten drei Tagen nur die Gabe einer reinen Kohlenhydratlösung (Oligosaccharidlösung bzw. Maltodextrinlösung) zur Deckung des Energiebedarfs des Neugeborenen zu empfehlen [190, 216]. Ab dem 3. Lebenstag weist die Zufuhr einer Kohlenhydratlösung eher Nachteile auf, die stichpunktartig in Tab. 6 aufgelistet sind.

In Anbetracht dessen, daß das allergiedisponierte Neugeborene insbesondere in den ersten Lebensmonaten kein

Fremdeiweiß zugeführt bekommen sollte, wäre zum Zufüttern ab dem 3. Lebenstag – bis ausreichend Muttermilch vorhanden ist – eine industriell hergestellte Flaschennahrung auf Proteinhydrolysatbasis angebracht, die erst seit einigen Jahren zur Verfügung steht und in Apotheken, Drogerien und Fachabteilungen erhältlich ist und an dem Namens-Zusatz „hypoallergen", „hypoantigen", „H. A." zu erkennen ist (siehe Tab. 7). Diese sogenannten Präventivmilchen eignen sich auch, wenn überhaupt nicht gestillt werden kann, während Still-Unterbrüchen, zur Zwiemilchernährung (Zusatzernährung) oder wenn aus diversen Gründen vor dem 4. bzw. 6. Lebensmonat abgestillt werden muß [14, 189, 215]. Beim letztgenannten Grund ist langsam (wochenweise) eine Stillmahlzeit nach der anderen durch eine Präventivmilchnahrung zu ersetzen.

Studien haben gezeigt, daß wie beim Stillen unter der Ernährung mit hypoallergenen Präventivmilchen die Inzidenz der Kuhmilchallergie sowie die Manifestation atopi-

Tab. 7: Die Differenzierung der Hydrolysatnahrungen.

Hydrolysatnahrungen	
Zur alimentären Allergieprävention von Allergie-Risiko-Säuglingen („Präventivmilchen")	**Zur diätetischen Therapie u. a. von Patienten mit Kuhmilchallergie („Therapiemilchen")**
Molkenproteinhydrolysate: Aletemil H. A.® (Nestlé) Humana H. A.® (Humana) Hipp H. A.® (Hipp) Beba H. A.® und Beba H. A. 2® (Nestlé)	Casein-Hydrolysate: Nutramigen® (Mead Johnson) Pregestimil® (Mead Johnson) Molkenproteinhydrolysate: Alfaré® (Nestlé)
Molkenprotein- und Caseinhydrolysate: Aptamil Hypoantigen® (Milupa)	Hydrolysat aus Sojaprotein und Rinderkollagen: Pregomin® (Milupa)

scher Erkrankungen deutlich erniedrigt werden kann [32, 34, 35, 105, 151, 185, 215, 223, 224]. In den ersten drei Jahren wurde bei ca. 50 % aller allergiegefährdeten Säuglinge ein präventiver Effekt, d. h. weniger atopische Erkrankungsmanifestationen, erzielt [36].

1991 zeigte Chandra, daß sich eine 6monatige Fütterung von allergisch disponierten Säuglingen mit Präventivmilchen bis zum Alter von 12 bis 18 Monaten genauso günstig auf die Inzidenz des atopischen Ekzems auswirkte wie das Stillen allein [35].

Infolge der großen Bedeutung bedarf der Begriff „Hydrolysatnahrung" einer näheren Erläuterung: Hydrolysatnahrungen sind spezielle Säuglingsmilchnahrungen, in denen das enthaltene Eiweiß durch ein modernes technologisches Spezialverfahren in kleine Bruchstücke (Peptide) gespalten wird. Dadurch sinkt das Molekulargewicht des Proteins, und die Allergenaktivität der Säuglingsmilchnahrungen wird reduziert.

Die im Handel angebotenen Hydrolysatnahrungen unterscheiden sich durch die verschiedenartigen Proteinquellen als Ausgangsbasis (z. B. Molkeneiweiß, Casein, Sojaeiweiß, Rinderkollagen) sowie durch den verfahrenstechnisch bedingten variablen Gehalt und die Größe an hydrolytisch entstandenen Peptiden. Letztere entscheiden über den Restantigengehalt der Hydrolysatmilchen. Entsprechend dem Vorliegen von Restantigenen können die Hydrolysatnahrungen nach derzeitigem Wissenstand grob in zwei Gruppen unterteilt werden. Diese Differenzierung ist für die Praxis sehr bedeutsam!

Einerseits gibt es „milde" Hydrolysatnahrungen, die als Präventivmilchen zur Ernährung von Allergie-Risiko-Säuglingen angewendet werden und Thema dieses Kapitels sind. Diese speziellen Säuglingspräventivmilchen sind durch Teilhydrolysierung entstanden. Sie sind zwar hypoallergen, aber nicht non-allergen. Der Gehalt an immunogenen Komponenten kann bei Kindern mit sehr hohem Atopie-Risiko zu einer Sensibilisierung führen [9, 46, 167, 195, 210]. Derartige Produkte sind zur Behandlung einer nach-gewiesenen Kuhmilchallergie nicht geeignet. Eine Kontra-indikation besteht auch bei Lactoseintoleranz und Galaktos-ämie.

Andererseits gibt es „starke", hochprozessierte sogenannte semi-elementare hypoallergene Hydrolysatnahrungen, die ausschließlich zur diätetischen Therapie z. B. von Kuh-milchallergie bei Säuglingen, Kleinkindern und Erwachse-nen konzeptioniert worden sind (siehe Kapitel 4.4 und Tabelle 7).

Ernährungsphysiologisch sind die Hydrolysatnahrungen mit den konventionellen Säuglingsmilchen vergleichbar und in ihrer Zusammensetzung der Muttermilch weitgehend ange-paßt. Damit erhalten sie alle benötigten Nähr- und Wirk-stoffe, um das Kind bedarfsgerecht und vollwertig zu er-nähren. Trotz enzymatischer Spaltung des Eiweißes zu kleinen hypoallergenen Bruchstücken bleibt die biologische Wertigkeit des Produktes durch den Zusatz von Aminosäu-ren erhalten.

Hydrolysatnahrungen unterscheiden sich im Geschmack und Aussehen von den üblichen Säuglingsmilchnahrungen. Der bittere Geschmack könnte den Gebrauch der Hydro-lysatnahrungen einschränken. Gewöhnlich werden sie je-doch von Kindern unter 1 Jahr gut akzeptiert.

Bedingt durch den Charakter der Spezialnahrung sind die

Stühle bei dieser Art von Ernährung mehr oder weniger grünlich gefärbt und von breiiger Konsistenz, was pathologisch keine Bedeutung hat.

2.2.3 Sättigungsprobleme unter Hydrolysaternährung

Hydrolysatnahrungen sind wie Muttermilch dünnflüssig und sättigen nur kurze Zeit. Zur Vermeidung von Sättigungsproblemen in den ersten 4 bis 6 Lebensmonaten sollte die dünnflüssige Hydrolysatmilch analog Muttermilch nach dem Bedarf des Säuglings (ad libitum) gefüttert werden.

Sollen hingegen feste Fütterungszeiten eingehalten werden oder reicht die Energiemenge der Präventivmilch-Flasche nicht mehr aus, dann kann nach dem 4. Lebensmonat durch Zusatz von geringen Mengen an Speisestärke (z. B. Reisstärke) ein längerer Sättigungseffekt erreicht werden. Die Hypoallergenität der Ernährung bleibt trotz des Zusatzes bestehen.

Die Firma Nestlé bietet in Form von Beba H. A. 2 zum Sättigungsproblem eine praktische Alternative: Hierbei handelt es sich um eine allergenarme Folgenahrung für den älteren allergiegefährdeten Säugling nach dem 4. Lebensmonat, welche trotz des höheren Sättigungswertes – bedingt durch den Zusatz von Kartoffelstärke – einen weitgehenden Schutz vor einer Sensibilisierung des Immunsystems gewährleistet.

2.2.4 Vorgehensweise bei Durchfallerkrankungen

Tritt im 1. Lebensjahr beim allergiegefährdeten Säugling eine Gastroenteritis auf, so sind die üblichen Heilnahrungen (z. B. Milupa HN 25®, Humana HN®, Heilnahrung Töpfer®) wegen enthaltenem intaktem Milcheiweiß ungeeignet.

Der Verlust an Elektrolyten sollte nach Absprache mit dem Arzt in den ersten 12 bis 24 Stunden durch die Gabe einer oralen Rehydratationslösung, z. B. GES 45® (Milupa), Oralpädon® (Fresenius) oder Humana Elektrolyt® (Humana) ausgeglichen werden. Die Realimentation beginnt mit verdünnter Präventivmilch bzw. bei schweren Durchfällen und Rezidiv mit einer verdünnten Therapiemilch bzw. hypoallergenen semi-elementaren Spezialnahrung, wie z. B. Pregomin® (Milupa) oder Alfaré® (Nestlé), mit rascher Steigerung auf die volle Konzentration und altersgemäße Nahrungsmenge.

2.2.5 Sojamilchnahrungen

Im Zusammenhang mit den Allergiepräventionsmaßnahmen muß erwähnt werden, daß die häufig praktizierte Ernährung des allergiegefährdeten Säuglings mit Sojamilchnahrung unter Vorbehalt zu sehen ist. Nach heutiger Erkenntnis kann auch diese – insbesondere bei einem 1 bis 2 Monate alten prädisponierten Säugling – zur allergischen Reaktion führen. Das bedeutet, daß die Sojamilch im Vergleich zur Kuhmilch keinen günstigeren Stellenwert im Hinblick auf die Allergieprävention im ersten Lebensjahr hat [111, 128, 143, 171, 184, 188, 203].

Die EG-Kommission empfiehlt generell Sojanahrungen weder für die Allergieprävention noch für die Therapie allergischer Erkrankungen [70].

In der Praxis sieht es aber so aus, daß vielfach Sojamilch eingesetzt wird, nicht zuletzt wegen dem angenehmeren Geschmack gegenüber den Hydrolysatnahrungen und der größeren Auswahl industriell hergestellter Säuglingsnahrung auf Sojabasis. Zudem sind nicht alle Krankenkassen

Tab. 8: Säuglingsnahrungen auf Sojabasis [87] (Beispiele).

- Humana SL Spezialnahrung® (Humana)
- Lactopriv Pulver/Lactopriv flüssig® (Töpfer)
- Milupa SOM Spezial Flaschennahrung® (Milupa)
- Multival Plus® (Abbott)
- Pro Sobee® (Mead Johnson)

über die Notwendigkeit der speziellen Hydrolysatnahrung informiert, so daß diese eventuell kostenmäßig nicht übernommen werden. Häufig greifen aus diesem Grund die betroffenen Eltern auf die kostengünstigeren Sojamilchnahrungen zurück.

Wenn sich die Eltern für die Ernährung mit Sojamilch entscheiden, so eignet sich als Kuhmilchersatz nur die Säuglingsnahrung auf Sojabasis (siehe Tab. 8). Diese enthält sämtliche Spurenelemente, Mineralstoffe und Vitamine in bedarfsdeckenden Mengen gemäß den lebensmittelrechtlichen Bestimmungen (Diät-Verordnung § 14b).

Die von der Lebensmittelindustrie angebotenen nicht bilanzierten Sojamilchen bzw. Sojadrinks sind hingegen nur ein wäßriger Extrakt aus Sojabohnen. Aufgrund der Zusammensetzung entspricht dieser Extrakt nicht den Anforderungen an eine Säuglingsnahrung (niedriger Eiweißgehalt sowie niedriger Vitamin- und Mineralstoffgehalt). Derartige Sojadrinks eignen sich nur für küchentechnische Zwecke. Einen Vergleich zwischen Sojadrinks und Säuglingsnahrungen auf Sojabasis gibt Tabelle 9.

Tab. 9: Beispiel-Vergleich: Sojadrink und Säuglingsnahrungen auf Sojabasis.

Nährwerte (pro 100 ml verzehrfertige Zubereitung)	Soja-Drink® (Vitaquell)	Nuxo-Soja-Drink Vanille plus Calcium® (Vitaquell)	Milupa SOM® (Milupa)	Humana SL® (Humana)
Energie (kcal)	37	51	70	73
Eiweiß (g)	3,6	3,4–3,8	2,0	2,0
Fett (g)	2,1	1,9–2,3	3,5	3,6
Kohlenhydrate (g)	0,9	2,7–3,1	7,6	8,0
Natrium (mg)	40	55	30	31
Kalium (mg)	60	60	50	63
Calcium (mg)	20	140	73	50
Magnesium (mg)	20	20	10	7,3
Phosphat (mg)	40	100	42	25
Eisen (mg)	0,4	0,4	1,2	0,9
Vitamin A (mg)	–	–	0,04	0,033
Vitamin D (μg)	–	–	0,9	0,77
Vitamin E (mg)	–	–	0,6	0,48
Vitamin B_1 (mg)	–	–	0,05	0,039
Vitamin B_2 (mg)	–	–	0,08	0,074
Vitamin B_6 (mg)	–	–	0,06	0,057
Vitamin B_{12} (μg)	–	–	0,2	0,15
Vitamin C (mg)	–	–	3,5	3,9

Fortsetzung Tab. 9:

Nährwerte (pro 100 ml verzehrfertige Zubereitung)	Soja-Drink® (Vitaquell)	Nuxo-Soja-Drink Vanille plus Calcium® (Vitaquell)	Milupa SOM® (Milupa)	Humana SL® (Humana)
Vitamin K_1 (μg)	–	–	1,8	1,9
Biotin (mg)	–	–	5,5	4,06
Pantothenat (mg)	–	–	0,4	0,39
Niacinamid (mg)	–	–	0,7	0,83
Folsäure (mg)	–	–	0,06	0,05
	–: Keine Angaben	–: Keine Angaben	Zusätzlich Spuren von Zink, Kupfer, Mangan, Jod, Chrom, Fluor; Zusatz von Carnithin, Taurin, Methionin.	Zusätzlich Spuren von Zink, Kupfer, Mangan, Jod, Chrom, Fluor, Molybdän; Zusatz von Taurin, Carnithin.

2.2.6 Schlußbemerkung

Abschließend sei der Hinweis gegeben, daß nahrungsbedingte Allergien im Säuglingsalter nur dann weitgehend vermieden werden können, wenn eine optimale alimentäre Allergenkarenz in den ersten 4 bis 6 Lebensmonaten gewährleistet wird. Schon eine geringe Fremdeiweißmenge, z. B. in Form eines milchhaltigen Keks, kann die Vorteile des Vollstillens bzw. der Präventivmilchen zunichte machen.

2.3 Ernährungspräventionsmaßnahmen im Beikostalter

Aus ernährungsphysiologischen Gründen ist spätestens ab dem 6. Lebensmonat die Einführung von Beikostmahlzeiten notwendig [60, 122]. Im Hinblick auf die Fortsetzung der Allergiepräventionsmaßnahmen im 2. Lebenshalbjahr müssen drei Punkte bei der Beikosteinführung berücksichtigt werden:

- Der Einführungszeitpunkt
- Die angebotene Anzahl der Nahrungsmittel
- Die Vermeidung von Hauptallergenen.

Hierzu gelten folgende Empfehlungen: Untersuchungen haben gezeigt, daß eine spätere Beikosteinführung zu einer geringeren Inzidenz von Allergien beim prädisponierten Säugling führt [75, 76, 118, 219]. Daher gilt für alle Risikosäuglinge die Empfehlung, welche auch von der Ernährungskommission der Schweizerischen Gesellschaft für Kinderheilkunde ausgesprochen wird, die Beikost frühestens nach dem vollendeten 4. Monat, aus ernährungsphysiologischen Gründen jedoch spätestens im 6. Lebensmonat einzuführen [189].

Dabei sollte in etwa monatlichen Abständen eine Stillmahlzeit bzw. eine Mahlzeit mit Hydrolysatnahrung durch einen Brei ersetzt werden (siehe Tab. 10). Bei den verabreichten Beikostbestandteilen ist die Vielfalt zu vermeiden. Die Beikostnahrungsmittel sollten schrittweise, d. h. eines nach dem anderen, eingeführt werden. Zwischen der Neueinführung ist möglichst ein genügend großes Zeitintervall zu lassen. Empfohlen wird, die Lebensmittel einzeln im Abstand von drei Tagen einzuführen. Einige Autoren empfehlen sogar ein zwei- bis vierwöchiges Intervall [171].

Diese Vorgehensweise erleichtert die Feststellung, ob das neue Lebensmittel gut vertragen wird oder eine Unverträglichkeitsreaktion hervorruft.

Im ersten Lebensjahr ist das Kind mit einer kleinen Auswahl an Lebensmitteln optimal ernährt. Mit einem vielfältigen Angebot würde das Risiko für Unverträglichkeitsreaktionen und Allergien ansteigen.

Ein Zusammentragen der gut verträglichen Nahrungsmittel in eine „Positivliste" hat sich in der Praxis bewährt. Daraus lassen sich schrittweise abwechslungsreiche Beikost-Mahlzeiten für den Säugling zusammenstellen.

Im Rahmen der alimentären Allergieprävention wird bei Risiko-Säuglingen eine Fortsetzung der kuhmilcheiweißfreien Ernährung im 2. Lebenshalbjahr empfohlen. Zusätzlich sollten weitere klassische, stark allergenhaltige Nahrungsmittel wie Nüsse, Zitrusfrüchte, Fisch, Eier, Weizen und Soja möglichst während dem gesamten ersten Lebensjahr aus der Beikost eliminiert werden [131, 150, 197, 242]. Saarinen [194] empfiehlt sogar, deren Gabe bis auf den Beginn des 2. Lebensjahres hinauszuschieben. Die Umstellung bzw. die Einführung der Hauptallergene sollte mit dem Arzt besprochen und überwacht werden.

Nüsse sollten wegen Aspirationsgefahr und hoher Allergenität nicht vor dem 3. Lebensjahr verabreicht werden [171]. Zu vermeiden sind industriell hergestellte Frucht- und Gemüsebreierzeugnisse, die eine „Musterkollektion" von Allergenen enthalten und mit einem außerordentlich hohen Sensibilisierungsrisiko verbunden sind [2].

Tabelle 10 soll eine Orientierungshilfe für die Einführung von Beikost sein.

Tab. 10: Beispiel eines Ernährungsplanes für das 1. Lebensjahr zur alimentären Allergieprävention.

Alter	Art der Mahlzeiten			
1.–5. Lebens-monat	Ad libitum: Stillen oder Hydrolysatnahrung			
6. Lebens-monat	Stillen oder Hydrolysat-nahrung	**Gemüse-Kartoffel-Fleischbrei**	Stillen oder Hydrolysat-nahrung	Stillen oder Hydrolysat-nahrung
7. Lebens-monat	Stillen oder Hydrolysat-nahrung	Gemüse-Kartoffel-Fleischbrei	Stillen oder Hydrolysat-nahrung	**Getreide-brei mit Hydroly-satnah-rung zube-reitet**
8.–12. Lebens-monat	Stillen oder Hydrolysat-nahrung	Gemüse-Kartoffel-Fleischbrei	**Getreide-flocken-Obst-Brei**	Getreide-brei mit Hy-drolysat-nahrung zubereitet

Eine Selbstzubereitung der Beikost garantiert die Gewißheit, was der Säugling auch wirklich gegessen hat. Zur Durchführung der hypoallergenen Beikost steht von diversen Säuglingsfirmen eine Vielfalt soja- und milchfreier Getreidebreiprodukte zur Verfügung (siehe Tab. 11). Gläschenkost sollte nur dann verwendet werden, wenn sie nur ein Lebensmittel enthält oder einfach zusammengesetzt ist (siehe Zutatenliste).

Im Zusammenhang mit dem Thema Beikost sei als weiterer Aspekt die Verabreichung von sogenannten Instant- bzw. Granulattees erwähnt.

Zu der Herstellung dieser Tees werden Trägerstoffe benötigt, die früher aus Kohlenhydraten bestanden. Um die damit verbundene Gefahr der Kariesbildung umgehen zu können, setzten diverse Firmen anstelle der Kohlenhydrate sogenannte Eiweißhydrolysate als Trägerstoffe ein. Diese weisen aber noch immunogene Molekülgrößen auf [15, 153], was bei einer gewünschten Durchführung einer hypoallergenen Ernährung in den ersten Lebensmonaten zu berücksichtigen ist.

Tab. 11: Beispiele für geeignete Beikostpräparate [87].

1. Präparierte Mehle und Flocken zur Bereitung von Getreidebreien
■ Holle Kindergrieß-Hafer® (Holle) ■ Holle Gerstennahrung® (Holle) ■ Holle Reisschleim® (Holle) ■ Holle Hafernahrung® (Holle) ■ Milupa Haferschleim® (Milupa) ■ Milupa Reisschleim® (Milupa) ■ Bio-Semolin-Reisschleim® (Hipp) ■ Kölln Schmelzflocken® (Kölln)
2. Allergendefinierter Nahrungsbrei
■ Sinlac® (Nestlé)
3. Fertigbreinahrungen für die milchfreie Zubereitung geeignet
Anstelle der angegebenen Frischmilch die entsprechende Menge mit Hydrolysat-Nahrung zubereiten. ■ Milupa Hafer-Vollkornbrei® (Milupa) ■ Alete Frischmilch-Breie®, z. B. Reis-Brei, Banane (Alete)
4. Fertigbreinahrungen für milchfreie Zubereitung, aber mit Weizen
Anstelle der angegebenen Frischmilch die entsprechende Menge mit Hydrolysat-Nahrung zubereiten. ■ Alete Frischmilch-Breie/Kinder-Grieß-Brei® (Nestlé) (Pulver enthält keinen Milchanteil, außer Junior Müsli mit Aprikose, Cornflakes)

Fortsetzung Tab. 11:

- Milupa Korn Ernte, z. B. Grieß mit Honig, 7-Korn® (Milupa)
- Hipp Baby-Müslis® (Hipp)

---

5. Gläschenkost mit nur einem Rohstoff

- Früchte: Baby Apfel® (Alete)
                  Baby Birne® (Alete)
- Säfte: Baby Apfelsaft® (Alete)
                  Baby Birnensaft® (Alete)
                  Milder Traubensaft® (Alete)
- Gemüse: Fläschchen Karotten® (Alete)
                  Frühkarotten® (Alete)

---

6. Gläschenkost: einfach zusammengesetzt

- Gemüse: Frühkarotten und Kartoffeln® (Alete)
- Früchte: Birne und Apfel® (Alete)
                  Banane in Apfel® (Alete)
                  Pfirsich in Apfel® (Alete)

2.4 Additive Maßnahmen

Zu einer erfolgreichen allgemeinen Atopieprävention gehören neben der hypoallergenen Ernährung auch Maßnahmen, die eine allergenarme Umgebung gewährleisten. Zum Beispiel ist die gleichzeitige Einhaltung einer Karenz bzgl. Haustieren, Tabakrauch, Hausstaubmilben und Aeroallergen von Bedeutung. Dies kann begleitend dazu beitragen, daß bei disponierten Kindern die allergischen Symptome verzögert oder in abgeschwächter Form auftreten [222]. Die Durchführung dieser speziellen Präventionsmaßnahmen, deren Zusammenfassung in Tabelle 12 gezeigt wird, gibt jedoch keine 100%ige Garantie, daß nicht trotzdem eine Allergisierung stattfindet. Doch sprechen zwei Hauptgründe

Tab. 12: Zusammenfassung der möglichen Allergiepräventionsmaßnahmen.

Identifizierung des Risiko-Säuglings

Allergie-Familienanamnese: positiv
und/oder
erhöhter Nabelschnur-IgE-Wert

Ernährungspräventionsmaßnahmen

↓

1. Stillen und/oder Hydrolysatnahrung („Präventivmilch")

2. Beikost nach dem 4. bzw. im 6. Lebensmonat

3. Vielfalt der Beikost-Nahrungsmittel vermeiden

4. Elimination folgender Hauptallergene für das gesamte 1. Lebensjahr:

   Milch und Milchprodukte

   Ei und Eihaltige Produkte

   Zitrusfrüchte

   Fisch

   Weizen

   Soja

   Nüsse

Zusätzliche Maßnahmen:

   Gleichzeitige Einhaltung einer allergenarmen Umgebung, d. h. Karenz bzgl. Tierhaaren (z. B. Roßhaarmatratze, Federbetten, Schaffelle, Haustiere), Hausstaubmilbe etc.

   Vermeiden unspezifischer Trigger-Faktoren, wie z. B. Rauchen

für den Versuch von Präventionsmaßnahmen bei Säuglingen mit allergischer Veranlagung:

- Die mögliche Vermeidung bzw. Verringerung allergischer Erkrankung
- Die damit verbundene Senkung der bei der Therapie allergischer Erkrankung anfallenden beträchtlichen Behandlungskosten (z. B. Arztkosten, Medikamente, Kosten von Labor, Krankenhausaufenthalt).

Generell ist die begleitende Beratung und Information betroffener Eltern über die Allergiepräventionsmaßnahmen ebenso wichtig wie die Kontrolle der Einhaltung und Effizienz der empfohlenen Maßnahmen. Somit könnte möglicherweise die Compliance, d. h. die Befolgung der eingeleiteten Maßnahmen, verbessert werden [99].

3 Therapeutische Ernährungsmaßnahmen bei Nahrungsmittelallergien

3.1 Allgemeines

Liegt eine atopische Erkrankung vor, so gibt es keine allgemeingültig anwendbare „Allergiediät", wie es häufig von diversen Vertretern (Ärzten, Firmen, Alternativen) glaubhaft gemacht wird. Verallgemeinerungen sind nur in beschränktem Rahmen möglich. Auch eine verdachtsweise Karenz von Nahrungsmitteln, die ohne fundierte vorausgegangene Diagnostik erfolgt, sollte grundsätzlich vermieden werden. Im allgemeinen sollte die Ernährung des allergischen Kindes so aufgebaut sein, daß die Nährstoffzusammensetzung den wissenschaftlichen Empfehlungen für die wünschenswerte Höhe der Nährstoffzufuhr entspricht. Diese Richtlinien werden von der Deutschen Gesellschaft für Ernährung [59] zusammengestellt. Ihr Ziel ist die Gewährleistung einer gesunden, ausgewogenen und kindgerechten Ernährung.

Eine spezielle Diätanordnung als Therapeutikum bei Atopikern ist jedoch nur dann effektiv und vertretbar, wenn Nahrungsmittelallergien bzw. -unverträglichkeiten vom Arzt eindeutig diagnostiziert wurden und sichtbar als Haupt- oder Teilursache einer Erkrankung von Haut, Atemwegen, Gastrointestinaltrakt etc. wirken. Denn lediglich ein kleiner Prozentsatz der Kinder, die eine atopische Erkrankung zeigen, weisen eine Nahrungsmittelallergie mit klinischer Relevanz auf [176, 204]. Die Häufigkeitsangaben schwanken je nach Studie zwischen 5 und 25% [27, 29, 35]. Laut Kjellmann [126] haben in der Schweiz und in Schweden ⅓ der Patienten mit atopischen Erkrankungen klinisch bedeutsame Nahrungsmittelallergien.

Im Fall einer diagnostizierten Nahrungsmittelallergie besteht unabhängig von der Manifestationsform die Therapie in erster Linie im Vermeiden des betreffenden Nahrungsmittels aus der Kost. Diese spezifische Ernährungsweise wird als Eliminationskost bezeichnet. Zur Durchführung dieser Eliminationskost gehört insbesondere im Wachstumsalter unbedingt eine diätetische Beratung. Stehen im Gegensatz dazu ernährungsabhängige Faktoren nicht im Vordergrund der atopischen Erkrankung, so zeigten sich bei einer großen Zahl von Patienten keine Auswirkungen durch Ernährungsveränderungen [64].

Gewarnt sei vor verschiedenen unorthodoxen Diätprogrammen, die von Alternativen und Firmen angeboten werden. Häufig entbehren ihre Aussagen jeglicher wissenschaftlicher Grundlage oder bergen trotz Propagierung guter Erfolgschancen oft gesundheitliche Risiken in sich. Der Betroffene soll sich durch die vielfältigen Angebote nicht irreführen lassen und die eigene Vernunft bei der Gutachtung walten lassen.

3.2 Zweck und Anforderungen an die Eliminationskost

Eine Eliminationskost kann sowohl für die Diagnose als auch für die Behandlung von Nahrungsmittelallergien angewendet werden. Sie muß immer mit einer Verbesserung der klinischen Symptome verbunden sein.

Die Hauptpunkte zur korrekten Durchführung einer Eliminationskost sind:
- Festlegung der Dauer
- Festlegung der Toleranzmenge
- Berücksichtigung möglicher Kreuzallergien
- Zufuhr ausreichender Menge an Energie, Mineralstoffen und Vitaminen
- Ernährungsberatungen der Eltern mit praktischen Tips.

3.3 Grad und Umfang der Eliminationskost

Es ist nicht immer eindeutig, in welchem Umfang das Nahrungsmittelallergen vermieden werden muß. Der Grad der Eliminationskost, um Symptome zu verhindern, ist von Patient zu Patient sehr unterschiedlich. Auf der einen Seite gibt es Patienten, die schon allein auf minimalste Allergenspuren klinisch reagieren, so daß eine strikte Eliminationsdiät erforderlich ist. Auf der anderen Seite gibt es Patienten, die eine gewisse Menge des Nahrungsmittelallergens tolerieren und nur bei großen Mengen allergisch reagieren.

Eine andere Gruppe von Nahrungsmittelallergikern muß nur bei einer speziellen Situation, z. B. körperlicher Belastung, Infektion, Streß, das Nahrungsmittelallergen meiden.

Ist der individuelle Schwellenwert ermittelt worden, dann sollte darauf geachtet werden, daß das ermittelte Allergen, seinem Toleranzwert entsprechend, konsequent gemieden wird.

3.4 Praktische Durchführung

Im Fall einer vom Arzt diagnostizierten Nahrungsmittelallergie muß die Eliminationsdiät individuell dem jeweiligen Kind angepaßt sein, d. h. an dessen aktuellen, respek-
tiven und relevanten Allergenkatalog sowie an die Schwere
und Art der Erkrankung und an das Alter. Außerdem soll
diese Eliminationskost praktikabel, bedarfsdeckend und
schmackhaft sein.

Tab. 13: Wichtige Fragen zur Durchführung der Eliminationskost [26, 108, 165, 166].

- Von welchem Schweregrad ist die Eliminationskost?

- In welchen Nahrungsmitteln oder Getränken ist das Allergen enthalten?

- Zu welchen küchentechnischen Zwecken werden Nahrungsmittel verwendet, die das Allergen enthalten?

- Für welche industriellen Zwecke wird das spezielle Nahrungs-mittelallergen den Produkten zugesetzt?

  Auskunft gibt hier die Zutatenliste. Zum Teil unüberwindbare Schwierigkeiten ergeben sich aber bei den sog. versteckten (maskierten) Nahrungsmittelallergenen, deren Anwesenheit aus der Lebensmittelzutatenliste gar nicht bzw. nicht eindeutig her-vorgeht.

  Beispiel: Zutaten eines Lebensmittels können selbst zusammen-gesetzt sein. Enthält ein Produkt laut Zutatenliste „Makronen", so muß der Verbraucher daran denken, daß diese u. a. aus Eiern, Nüssen bestehen.

- Welche Lebensmittel können ohne Gefährdung das allergieaus-lösende Nahrungsmittel ersetzen (Alternativen)?

- Kann sich der Patient auch ohne das Nahrungsmittelallergen gesund ernähren oder sind Supplemente erforderlich?

Will man eine Eliminationskost richtig durchführen – sei es zur Diagnose oder als Therapeutikum – so müssen vorher die in Tabelle 13 aufgeführten Fragen geklärt werden.

Eine Elimination wird zu keinem Erfolg führen, wenn der Patient keine Nahrungsmittelallergie hat (falsche Diagnose), die Zeit der Elimination zu kurz war, das Nahrungsmittelallergen unbeabsichtigt nicht vollständig aus der Diät ausgeschlossen wurde, der vorgegebene Ernährungsplan nicht eingehalten wurde (Non-Compliance) oder andere Ursachen für die Symptome vorliegen.

3.5 Dauer

Bei der Durchführung der Eliminationskost stellt sich die Frage nach der Dauer der diätetischen Maßnahme. Dies hängt vom Zweck der Eliminationskost ab.

Wird die Eliminationskost in der Diagnostik von Nahrungsmittelallergien angewendet, d. h. eine Elimination der Nahrungsmittel, bei denen eine Sensibilisierung labordiagnostisch nachgewiesen bzw. anamnestisch vermutet wurde, so ist diese Elimination mindestens 4 Wochen durchzuführen [8, 119, 164, 207]. Generell ist die Dauer aber vom klinischen Problem abhängig [55]. Der weitere Verlauf muß vom Arzt geplant werden. Wichtig ist dabei, daß anschließend unter ärztlicher Kontrolle eine Wiedereinführung (Reexposition) erforderlich ist. Eine Besserung der atopischen Symptome während der Eliminationskost und eine Verschlechterung unter Reexposition weist auf die klinische Relevanz des getesteten Nahrungsmittels hin.

Wird ein Asthma bronchiale als Folge einer Nahrungsmittelallergie vermutet, so ist es aus diversen Gründen oft sehr schwierig, die Diagnose durch eine Eliminationskost zu stellen. Ein Hauptgrund liegt darin, daß die Nahrungsmittelallergie häufig in Kombination mit einem inhalativen Allergen vorkommt. Ein weiterer Grund ist, daß es Tage und Woche dauern kann, bis eine Verbesserung des Asthmas erkennbar ist. Zudem spielen Nahrungsmittel bei der Auslösung eines Asthma bronchiale häufig nur eine untergeordnete Rolle (siehe Kapitel 1.6).

Wird die Eliminationskost therapeutisch angewendet, d. h. Nahrungsmittelelimination bei eindeutig diagnostizierter Nahrungsmittelallergie, so ist die Dauer von den klinischen Symptomen abhängig.

Bei lebensbedrohlichen nahrungsmittelallergischen Reaktionen (Anaphylaxie) ist die Eliminationskost lebenslang durchzuführen. Ansonsten wird nach 6 bzw. 12 Monaten Elimination eine Wiedereinführung des Nahrungsmittels empfohlen [201, 228]. Dies ist notwendig, um zu überprüfen, ob die Diätanordnung noch gerechtfertigt ist, da Nahrungsmittelallergien häufig transitorischen Charakter haben, insbesondere dann, wenn das Allergen konsequent aus der Kost eliminiert wurde. Etwa $1/3$ der Kinder und Erwachsenen tolerieren ein Nahrungsmittelallergen, wenn sie es 1 bis 2 Jahre vermieden haben [108]. Daher sollte man versuchen, in gewissen zeitlichen Abständen dem Kind das Nahrungsmittelallergen zu verabreichen. Diese Wiedereinführung muß grundsätzlich unter Kontrolle eines Arztes – am besten im Krankenhaus – erfolgen, da die Folgen schwerwiegend sein können, wenn das individuell krankheitsauslösende Nahrungsmittel erneut konsumiert wird.

Bei vermuteter Sofortreaktion (z. B. Milchprovokation) wird sehr vorsichtig in kleinsten Mengen provoziert. Reaktionen nach mehr als 72 Stunden sind in der Regel nicht mehr auf die Provokation zurückzuführen. Bei vermuteter Spätreaktion wird langsam mit ansteigenden Mengen provoziert.

3.6 Gründe eines vorzeitigen Abbruchs der Eliminationskost

Häufige Gründe, warum eine Eliminationsdiät vorzeitig abgebrochen wird, sind:
- Ungenügendes Wissen über die Durchführung
- Ungenügendes Verständnis in der Familie
- Zu hohe Erwartung an die Diät bzgl. der allgemeinen Besserung der atopischen Erkrankung
- Die damit verbundenen Kosten.

3.7 Ernährungsrisiken

Jede Eliminationskost kann spezielle Risiken in sich bergen. Ein bekanntes Risiko stellt die „Besessenheit" der Eltern in der Durchführung bis hin zur „gefährlichen" Eskalation der Karenzdiät dar. Eine weitere Gefahr besteht infolge einer unbeaufsichtigten Eliminationskost in der Fehlernährung des Kindes, welche z. B. eine Wachstumsverzögerung zur Folge haben kann. Das letztgenannte Risiko ist abhängig von der Art der Nahrungskarenz.

Bei selten verzehrten Nahrungsmitteln (z. B. Tomaten, Erdbeeren) ist eine Eliminationskost leicht durchzuführen und die Gefahr einer Fehlernährung (Malnutrition) besteht nicht. Im Gegensatz dazu stellt ein Kind mit einer großen Anzahl von Nahrungsmittelallergien, insbesondere Allergien gegen Grundnahrungsmittel (z. B. Weizen, Milch, Ei), ein großes Ernährungsproblem dar.

Häufig muß aus diesem Grund zwischen erforderlicher Allergievermeidung und der Sicherstellung einer gesunden, ausgewogenen Ernährung ein Kompromiß gemacht werden. Damit wird verhindert, daß eine schwerwiegende, übertriebene Einschränkung zu Mangelerscheinungen bzw. zu einer suboptimalen bzw. defizitären Nährstoffversorgung führt. Letzteres könnte wiederum ungünstige Auswirkungen auf das Immunsystem des Kindes haben (Beispiel Eisenmangel), wodurch sich ein Teufelskreis zu schließen beginnt.

Generell ist der fachliche Rat eines(r) Ernährungsberater(in) von großer Bedeutung. Adressen von zuständigen Ernährungsberatungsstellen sind z. B. aus dem aktuellen Adressenverzeichnis vom Dialog Service Medizin zu entnehmen [63].

Drei Hauptaufgabenbereiche hat die Ernährungsberatung im Hinblick auf die therapeutische Behandlung einer Nahrungsmittelallergie zu erfüllen:

1. Die Sicherstellung und Kontrolle, daß die durchgeführte Eliminationskost alle benötigten Nährstoffe enthält, um eine Malnutrition zu verhindern. Eventuell ist die Gabe von passenden Supplementen unumgänglich.

2. Die betroffenen Eltern sind zu unterrichten, wie sie das Nahrungsmittelallergen vermeiden können. Die Ernäh-

rungsberatung muß auf spezielle mögliche Fehlerquellen aufmerksam machen sowie eine aktuelle Liste von den Lebensmitteln zur Hand geben, die frei von dem spezifischen Allergen sind (sogenannte „Positivliste"). Die Eliminationsdiät darf in keinem Fall vereinfacht werden, nur um Verwirrungen zu vermeiden, denn damit werden sich Fehlerquellen einschleichen.

3. Es muß Auskunft gegeben werden, wie man die Diät praktisch und schmackhaft durchführen kann. Des weiteren sind Küchentips bei der Zubereitung wichtig: z. B. dürfen allergenfreie Nahrungsmittel nicht in Kontakt mit möglicherweise allergenhaltigen Nahrungsmitteln kommen und nur einwandfreie, saubere Gegenstände sollen zur Zubereitung der Kost verwendet werden.

3.8 Aktuelle Fragen

3.8.1 Gibt es eine Zuckerallergie?

Immer wieder wird behauptet, daß Zucker allergische Reaktionen auslöst. Insbesondere diverse ideologisch verfärbte Diätempfehlungen für Neurodermitiker weisen auf die Allergenpotenz des Zuckers hin. Gleichzeitig empfehlen jene aber anstelle von Zucker Honig, Rohrzucker oder Birnendicksaft als Süßungsmittel, obwohl es sich lebensmittelchemisch gesehen auch um Zucker bzw. Saccharose handelt.

Generell kann gesagt werden, daß es keine „Zuckerallergie" gibt! Laut Beobachtungen kann die Haut von Neurodermitikern bei übermäßigem Verzehr von Zucker in Form von

Süßigkeiten schlechter werden. Ob diese Verschlechterung nun auf den Zucker, auf Zusatzstoffe der Süßigkeiten (z. B. Farbstoffe) oder auf andere Gründe zurückzuführen ist, konnte bis jetzt noch nicht wissenschaftlich geklärt werden.

Es besteht also keine Notwendigkeit, Zucker bei vorliegender Neurodermitis strikt aus der Kost zu eliminieren.

Da Zucker aber eine kariogene Wirkung hat und kein lebensnotwendiger Ernährungsbestandteil ist, empfiehlt es an sich schon, den Zuckergebrauch allgemein zu reduzieren.

3.8.2 Ernährung ohne tierisches Eiweiß?

Eine Ernährung ohne tierisches Eiweiß, wie sie in diversen Sekundärliteraturen vor allem für Neurodermitiker empfohlen wird, birgt verschiedene gesundheitliche Risiken in sich.

Zudem gibt es keine allgemeine Allergie gegen alle tierische Eiweiße, die diese Diät rechtfertigen würde. Allergien gegen tierische Eiweiße sind tierartspezifisch, d. h. sie sind ganz spezifisch auf die Eiweiße von Kuhmilch, Hühnerei etc. ausgerichtet und bei jedem Kind verschieden. Die Durchführung einer resoluten tiereiweißfreien Eliminationskost kann u. a. zu einem Mangel an biologisch hochwertigem Eiweiß, Calcium, Eisen, Vitamin B_{12} führen.

3.8.3 Welche Nahrung bei Durchfall?

Bei Auftreten einer Gastroenteritis muß darauf geachtet werden, daß in dieser Zeit keine stark allergisierenden Lebensmittel verabreicht werden. Denn bei derartiger Störung wird durch Schädigung der Magen-Darmmukosa diese stärker permeabel, welches der Resorption von Makromolekülen Vorschub leistet und damit das Risiko einer Sensibilisierung erhöht. Dies kann letztlich zur Ausbildung einer neuen Intoleranz/Allergie führen.

3.8.4 Welche Bedeutung haben mehrfach ungesättigte Fettsäuren für die Neurodermitiker?

In den letzten Jahren häufen sich die Mitteilungen, die darauf hinweisen, daß bei Neurodermitis eine Störung im Stoffwechsel der essentiellen Fettsäure Linolsäure vorliegen könnte. „Essentiell" bedeutet, daß der Körper diese Fettsäure nicht selbst synthetisieren kann und sie daher von außen, d. h. alimentär, zugeführt werden muß.

Für den Körper sind die Stoffwechselprodukte der Linolsäure wichtig. Es sind dies:
- Gamma-Linolensäure (GLS)
- Di-Homo-Gamma-Linolensäure (DGLS)
- Arachidonsäure (AS).

Diverse Arbeiten [103, 205] zeigten, daß Linolsäure bei Patienten mit Neurodermitis nur unzureichend in ihre Stoffwechselprodukte (s. o.) umgewandelt wird. Diskutiert wird eine verminderte Aktivität des Enzyms Gamma-6-Desaturase, welche die Linolsäure zu GLS metabolisiert (siehe Abb. 2).

Der verminderten Aktivität der Desaturase entsprechen auch Studienbefunde über eine verminderte Konzentration an GLS, DGLS und AS im Fettgewebe sowie an Plasmaphospholipiden von Patienten mit Neurodermitis, im Nabelschnurblut von Säuglingen mit erhöhtem IgE und in der Milch atopischer Mütter [149, 205, 234].

Aus diesem Grund versucht man den Enzymdefekt durch

Abb. 2: Metabolisierung der Linolsäure.

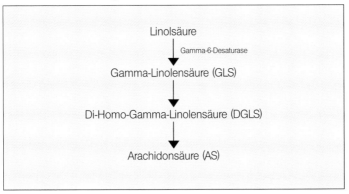

Linolsäure

Gamma-6-Desaturase

Gamma-Linolensäure (GLS)

Di-Homo-Gamma-Linolensäure (DGLS)

Arachidonsäure (AS)

eine orale Zufuhr zum Beispiel der im Nachtkerzenöl (z. B. Epogam® von Beiersdorf AG) enthaltenen GLS zu umgehen. Verschiedene Studien demonstrierten, daß eine derartige Substitutionsbehandlung die Neurodermitis bei Kindern und Erwachsenen positiv beeinflussen kann [24, 152, 158, 235]. Diese Verbesserung des klinischen Bildes ging parallel mit einem Plasmaanstieg von GLS und AS einher.

Dennoch wird die Möglichkeit der GLS-Supplementation, die zunehmend medizinisch genutzt wird, kontrovers diskutiert. Eine doppeltblind-Placebo-kontrollierte Studie von Berth-Jonas und Graham-Brown aus dem Jahr 1993 zeigte, daß keiner der Probanden mit atopischer Dermatitis auf die Supplementation mehrfach ungesättigter Fettsäuren ansprach [17].

Diese unterschiedlichen Studienresultate zeigen, daß die Wirksamkeit der Nachtkerzenöl-Supplementation bei atopischer Dermatitis nicht überbewertet werden darf. Im Einzelfall kann die Effektivität aber ausgetestet werden.

4 Kuhmilcheiweiß-Allergie

Häufigkeit

Allergische Reaktionen auf die Eiweiße der Kuhmilch gehören schwerpunktmäßig zu den häufigsten der im Säuglingsalter beobachteten Nahrungsmittelunverträglichkeiten [154, 230]. Viele Patienten mit Kuhmilchallergie weisen gleichzeitig noch eine Allergie auf ein weiteres oder mehrere Nahrungsmittel auf [43]. Weniger die Art des Eiweißes, sondern der Zeitpunkt der Zufuhr und die Dominanz von Kuhmilch in der Säuglingsernährung bedingen die Häufigkeit der Kuhmilchallergie im frühen Säuglingsalter [25, 94, 227].

Genaue Angaben zur Häufigkeit von Kuhmilchallergien beim Säugling und Kleinkind existieren zur Zeit nicht. Die in der Literatur angegebene Prävalenz der Kuhmilchallergie variiert zwischen 0,3 und 7,5% [5, 6, 41, 85, 237]. Diese große Spanne resultiert aus der Uneinheitlichkeit des Aufbaus vieler Studien, der Patienten, des Alters und der klinisch diagnostizierten Kriterien der untersuchten Kollektive.

Symptome

Die Kuhmilcheiweiß-Allergie, welche gegenüber anderen Formen der Milchunverträglichkeit, wie z. B. Laktoseintoleranz differentialdiagnostisch abzutrennen ist, weist ein breites Spektrum klinischer Symptome auf. Sie äußert sich vor allem in gastrointestinalen Symptomen (Erbrechen,

Diarrhoe), respiratorischen Symptomen (Rhinitis, Asthma bronchiale) sowie in dermatologischen Symptomen (Neurodermitis, Urtikaria) [43]. Die Art der Symptome ist in manchen Fällen vom Alter des Patienten abhängig. Häufig setzten die Symptome bei mit Kuhmilch ernährten Säuglingen während der ersten drei Lebensmonate ein [42]. Bei gestillten Säuglingen hängt der Beginn der Symptome vom Zeitpunkt der Kuhmilcheinführung in die Kost ab [84, 196].

Dauer

Die Dauer der Kuhmilchallergie variiert sehr und damit auch die Therapie (siehe Kap. 4.2). In der Regel ist die Kuhmilchunverträglichkeit bei Kindern im ersten Lebensjahr von transitorischem Charakter, so daß im 2. Lebensjahr eine Wiedereinführung der Kuhmilch in die Nahrung versucht werden kann [9, 66, 169].

Høst [104] zeigte, daß eine Überwindung der Kuhmilchallergie in der Kindheit bis zu 80 bis 90% vor dem 3. Lebensjahr erreicht wurde. Einige Formen der IgE-vermittelten Kuhmilchallergie überdauern jedoch diese Zeit, so daß die Kuhmilchelimination lebenslang fortgeführt werden muß [19, 96, 104, 154, 196, 207].

4.1 Welche Allergene kommen in der Kuhmilch vor?

Die Kuhmilch enthält mehr als 25 verschiedene Eiweiße, wovon zu den wichtigsten Casein und die Molkeneiweiße (bestehend aus Beta-Lactoglobulin, Alpha-Lactalbumin und Rinderserumalbumin) zählen [12, 41, 78]. Alle sind Fremd-

eiweiße und können damit immunogene/allergene Eigen-
schaften auslösen. Meist können bei der Kuhmilchallergie
mehrere Proteine gleichzeitig verantwortlich sein („Bystan-
der effect") [227].

Angemerkt sei hier jener wichtige Aspekt, daß die Milchei-
weißfraktion Casein nicht artspezifisch für die Milch eines
Tieres ist. So wird – wenn das Casein das allergieaus-
lösende Protein ist – auch die Milch anderer Tierarten nicht
vertragen. In diesem Fall sind z. B. Schaf- und Ziegenmilch
keine geeigneten Alternativen zur Kuhmilch.

4.2 Wie sieht die Eliminationskost aus?

Wurde bei einem Kind mittels Anamnese, positivem RAST-
Test und gleichzeitig positivem Hauttest eine Sensibilisierung für Kuhmilcheiweiß festgestellt, so besteht der nächst-
liegende Schritt darin, die klinische Relevanz dieser Sensibilisierung und den Grad der Überempfindlichkeit durch
eine orale Provokation zu ermitteln. Dies ist bedeutsam, da
das Ausmaß der Kuhmilchallergie bei jedem Patienten
unterschiedlich sein kann.

Bei einer geringgradigen Sensibilisierung ist es möglich,
daß gekochte Milch und diverse Milchprodukte, wie z. B.
Sauermilchprodukte (z. B. Joghurt) und Käse, vertragen
werden. Der Grund liegt darin, daß durch verschiedene
technologische Herstellungsverfahren (Erhitzen, Fermenta-
tion etc.) in diesen Lebensmitteln diverse Milcheiweiß-
fraktionen in ihrem Allergencharakter verändert werden,
so daß die Allergenaktivität sinken kann [26, 45, 116, 193,
208, 230].

Dieser Typ von Kuhmilchallergiker kann also keine Frisch-
milch, wohl aber verarbeitete Kuhmilchprodukte vertragen.
In die gleiche Gruppe der geringfügigen Sensibilisierung
sind auch jene Patienten zuzuordnen, die quantitativ gesehen kleine Mengen an Kuhmilcheiweiß tolerieren, aber
bei größeren Mengen mit allergischen Symptomen reagieren [41].

Bei Vorliegen einer hochgradigen Kuhmilchallergie genü-
gen die technologisch bedingten Veränderungen der Kuh-
milcheiweiße nicht, um eine allergische Reaktion zu vermeiden. In diesem Fall muß eine strikte Eliminationsdiät
durchgeführt werden. Das strenge Vermeiden aller milchei-
weißhaltigen Lebensmittel bedeutet eine Umstellung mit
z. T. großen Einschränkungen der Ernährungsgewohnheiten
und erfordert vom Kind bzw. den Eltern ein spezielles
Wissen. Denn neben den üblichen Milchprodukten müssen
auch solche Lebensmittel vollständig gemieden werden, die
mit Milch hergestellt wurden und denen isoliertes Milcheiweiß (Molkeneiweiß, Casein) zugesetzt wurde. Tabelle 14
zeigt einen Informationszettel zur strikten Kuhmilchelimination.

Die Aufstellung dieser Kuhmilcheliminationsliste gibt nur
einen kleinen Teil von Lebensmitteln an, denen Kuhmilcheiweiß zugesetzt sein kann, sowie entsprechende mögliche
Alternativen. Generell ist große Vorsicht bei Fertigprodukten angebracht. Genaue Prüfung der Zutatenliste auf der
Verpackung ist sehr wichtig, da das Produkt Milchbestandteile enthalten kann. Milch kann in vielerlei Arten den
Lebensmitteln zugesetzt sein und deklariert werden, wie
z. B. in Form von Milchzucker, Milcheiweiß, Molke, Casein, Schmand, Sahne, Magermilchpulver.

Tab. 14: Informationszettel zur milchfreien Diät.

Allgemeines
Die Zutatenliste stets genau und kritisch durchlesen Daran denken, daß Milchzucker (= Lactose), Molke, Casein aus Milch gewonnen werden
Verbotsliste
1. Alle Kuhmilchsorten **2. Kuhmilchprodukte (Beispiele)** Molke Buttermilch Kakaofertiggetränk Milchpulver Kondensmilch Sauermilcherzeugnisse (z. B. Joghurt, Sauermilch, Saure Sahne) Kefir Sahne Käse Butter Milchmixgetränk **3. Lebensmittel, die mit Milch hergestellt sind oder bei denen isoliertes Milcheiweiß zugesetzt werden kann (Beispiele)** ■ Getreideprodukte Toast, diverse Brotsorten, Kuchen, Gebäck, Fertigback-mischungen, diverse Fertigmüsli, Paniermehl etc. ■ Gemüsegerichte Konservengemüse ■ Beilagen Kartoffelfertigprodukte: Kartoffelbrei, Kroquetten, Knödel, Kartoffelgratin ■ Wurstwaren Wurstkonserven Brühwürste (z. B. Fleischwurst, Wienerli) Kochwürste (z. B. Leber-, Blutwurst, Pastete) ■ Suppen/Saucen Milchsuppe Suppen mit Suppeneinlagen (z. B. Fleischklößchen) Cremesuppen

Fortsetzung Tab. 14:

- Salatsaucen
  Fertigsaucen (z. B. Béchamelsauce)
  Süße Saucen (z. B. Vanillesauce)
  Diverse Saucenbinder

- Margarine
  Diverse Margarinesorten, z. B. Eden Vollwert Pflanzen-
  Margarine® (Eden), „Homa Diät" Diät Pflanzen-Margarine®
  (Homann)

- Süßspeisen
  Milchreis
  Puddings
  Milchspeiseeis

- Süßwaren
  Schokolade
  Pralinen
  Nougat
  Diverse Müsli-Riegel, Kellogg's Spezial® (Kellogg's)
  Diverse Bonbons

- Getränke
  Instant Getränke
  Instant Säuglingstees Zuckerfrei

- Diätetische Lebensmittel
  Aledin® (Nestlé)
  HN 25® (Milupa)

- Sojafertigprodukte
  Diverse Sojafertigprodukte mit Milcheiweiß-Zusatz

- Milchimitate

Kuhmilchfreie Alternativen (Beispiele)

Wichtig

Selbst zubereiten ist die sicherste Methode der Wahl!
Diverse Lebensmittelhersteller sind bei Nachfrage bereit, Listen
ihrer milchfreien Produkte zuzusenden (z. B. Schneekoppe, Kraft,
Hammermühle).

- Trinkmilchersatz
  Soja-Drink® (z. B. Vitaquell)
  Nuxo Sojadrink Vanille mit Calcium® (Vitaquell)
  Nuxo Sojadrink Kakao mit Calcium® (Vitaquell)
  Pregomin® (Milupa)

Fortsetzung Tab. 14:

- Alfaré® (Nestlé)
  Nutramigen® (Mead Johnson)
  Pregestimil® (Mead Johnson)

- Sahne-Ersatz
  Nuxo Soja Cremig neutral® (Vitaquell)

- Getreideprodukte
  Apfelkeks-Vollkorn® (Drei Pauly)
  Sesam-Krokant-Vollkorn® (Drei Pauly)
  Aprikosenkeks® (Drei Pauly)
  Dinosaurier-Knusperkeks® (Drei Pauly)
  Maiswaffelbrot® (Drei Pauly)
  Salzstangen und Salzbrezeln
  Diverse Gebäcke von Firma Hammermühle, z. B. Fruchtwaffeln®,
  Aproten-Kekse®

- Fleischprodukte
  Kalter Braten
  Rohwurst (z. B. Salami)
  Rohschinken
  Truthahnschinken
  Fleischersatz: Tartex vegetabile Pasten® (Tartex)
  Nuxo Diät Fleischzubereitung® (Vitaquell)

- Salatdressing
  Italienisches Dressing

- Margarine
  Vitazell Diätmargarine® (Vitaquell)
  Vitaquell Extra® (Vitaquell)
  Vitasieg® (Vitaquell)
  Vitaquell Halbfett® (Vitaquell)
  Rau-Diät-Margarine® (Rau)

- Süßspeisen
  Früchtesojajoghurt (selbst zubereitet)
  Pregominfrüchtejoghurt und -mixgetränke (selbst zubereitet)
  Diverse Wasser- bzw. Früchteeis
  Carob Pudding® (Flügge)
  Nuxo Soja Dessert in 3 Sorten® (Vitaquell)

- Süßwaren
  Gummibären (z. B. Haribo)
  Diverse Dunkle Schokolade (z. B. Crémant® von Nestlé)
  Smacks, Corn-Pops, Rice Crispis, Frosties (Kellogg's)

Wichtig: Änderungen bzgl. der Produktzusammensetzung sind vom Hersteller jederzeit durchführbar! Deswegen: Zutatenliste stets aufmerksam durchlesen!

Liegt keine Zutatenliste beim Fertigprodukt vor oder besteht eine Unsicherheit (z. B. bei unverpackten Lebensmitteln), ob das Lebensmittel Milcheiweiß enthält, so ist dieses Produkt besser auf die Eliminationsliste zu setzen.

Eine weitere Möglichkeit besteht darin, Kontakt zu den entsprechenden Firmen aufzunehmen. Zum Teil verfügen sie über Informationslisten, in denen ihre firmeneigenen milchfreien Produkte aufgeführt sind.

Von den Eltern kann nicht verlangt werden, daß sie über derartige Details Bescheid wissen. Diesbezüglich benötigen sie eine diätetische Beratung, die die Sicherstellung einer vollständigen Kuhmilchelimination ohne Monotonie in der Kostzusammenstellung gewährleistet.

4.3 Probleme in der Praxis

In der Praxis ergeben sich häufig Probleme, die zu Fehlerquellen während der Milcheiweißkarenz führen.

1. Verwendung von Fachausdrücken

Ausdrücke auf der Zutatenliste wie „Casein" und „Molke" werden selten mit Milcheiweiß in Zusammenhang gebracht und können somit zu Fehlern in der Eliminationsdiät führen.

Hingegen wird der Begriff „Milchsäure" namensmäßig stets in Zusammenhang mit der Milch gebracht. Als natürlicher Inhaltsstoff kommt Milchsäure zwar in allen Sauermilchprodukten vor; diese werden jedoch bei einer strikten Kuhmilchelimination von den Patienten nicht verzehrt. Ansonsten kann die Milchsäure als Emulgator (E 472b) oder als Antioxydant (E 270, E 325, E 326, E 327) in der Lebensmittelindustrie verwendet werden. Als derartiger Zusatzstoff hat die Milchsäure nichts mit der Milch an sich zu tun. Die Herstellung dieses Zusatzstoffes erfolgt entweder durch chemische Synthese oder enzymatisch (homofermentative Vergärung kohlenhydrathaltiger Rohstoffe). Damit ist es nicht notwendig, *milchsäurehaltige Fertigprodukte* bei einer strikten Kuhmilchelimination zu vermeiden.

2. Milchersatzprodukte („Milch-Imitate")

Seit dem 1. August 1990 sind auch in deutschen Unternehmen Milchersatzprodukte (Tab. 15) erlaubt. Vom Namen her können diese Produkte den Verbraucher verwirren.

Bei den Milchersatzprodukten handelt es sich um ein neuartiges Lebensmittel, das Milch und Milcherzeugnisse in seiner Verwendung ersetzen kann und bei dem die wertgebenden Bestandteile der Milch (Milchfett, Milcheiweiß) ganz oder teilweise durch milchfremde Zutaten ersetzt sind [69]. Sie enthalten deshalb häufig noch Milchbestandteile, so daß sie ein hochgradiger Kuhmilchallergiker meiden muß. Auch hier gilt es, die Zutatenliste genau zu studieren.

3. Fertigprodukte

Die Zusammensetzung der Fertigprodukte ändert sich konstant und variiert von Land zu Land. Es ist daher dringend anzuraten, die Zutatenliste immer wieder neu zu überprüfen.

Tab. 15: Beispiele von Milchersatzprodukten (Milchimitate) [69].

Produkte aus dem EG-Markt	Zutaten u. a.	Ersatz für
Mischemulgat, pulverförmig	Pflanzliches Fett, Milcheiweiß	Sahne, Schlagsahne
Misch-Emulsion	Magermilch, Butterfett, Pflanzenfett	Sahne, Schlagsahne
Sprühschaum	Magermilch, gehärtetes Pflanzenfett, Stickoxide	Schlagsahne in Sprühdose
Kaffeeweißer, pulverförmig	Pflanzl. Fett, Milcheiweiß	Milchpulver, Kondensmilch
Flüssiger Kaffeeweißer	Magermilch, Pflanzenöl	Kondensmilch
Misch-Kolloid	Wasser, Casein, Pflanzenöl, Käse, Molke	Käse
Brotbelag	Magermilch, Sonnenblumenöl und Sojaöl	Käse
Mischfett 80 % Fett	Sahne, Pflanzenöl, gehärtetes Pflanzenöl	Butter
Halbmischfett 41 % Fett	Buttermilch, Butterfett, Sojaöl	Butter, Milchhalbfett
Mischfetterzeugnis 25 % Fett	Magermilch, Buttermilch, Pflanzenöl, gehärtetes Pflanzenöl	Butter, Milchhalbfett, Streichsahne

4.4 Milch-Trinkersatz

Säuglinge, Kleinkinder und Kinder mit einer strengen Kuh-milch-Eliminationsdiät benötigen einen Kuhmilch-Trinker-satz.

Als therapeutisches Ersatzprodukt empfiehlt z. B. die EG-Kommission sowie die Ernährungskommission der Schwei-zerischen Gesellschaft für Pädiatrie [189] vor allem für Säuglinge die stärker hydrolysierte hypoallergene und semi-elementare Formula-Nahrung, wie z. B. Pregomin® (Mi-lupa), Alfaré® (Nestlé), Nutramigen und Pregestimil (beide Mead Johnson), welche auch für Kinder, Jugendliche und Erwachsene sehr gut geeignet sind.

Liegt bereits seit der Geburt eine Kuhmilchallergie vor, so kann als erstes Energiesupplement für die ersten Lebenstage Primergen® (Milupa) verwendet werden.

Die vollbilanzierten Therapiemilchen Pregomin® (Milupa), Alfaré® (Nestlé), Nutramigen und Pregestimil (Mead John-son) basieren auf hochgradig hydrolysiertem Eiweiß und sind damit von den hypoallergenen Präventivmilchen mit niedrigerem Hydrolysegrad, wie z. B. Aptamil hypoanti-gen® (Milupa) oder Beba H.A.® (Nestlé) abzugrenzen (siehe Kapitel 2.2.2). Letztere stellen bei diagnostizierter Kuhmilcheiweiß-Allergie keine geeignete Spezialnahrung dar [46]. Zudem sind sie nur zur Allergie*prävention* und nicht zur Therapie konzeptioniert worden [215].

Aber selbst bei diesen semi-elementaren hypoallergenen Therapiemilchen muß von einem gewissen Restrisiko aller-gischer Reaktionen ausgegangen werden. Untersuchungen zeigten, daß sogar die verminderte Allergenaktivität in diesen Produkten ausreicht, um bei einer Gruppe hochgradig sensibilisierter Kuhmilchallergiker klinische Symptome bis hin zur anaphylaktischen Reaktion hervorzurufen [181, 182]. Aus diesem Grund ist es empfehlenswert, vor dem therapeutischen Einsatz von Hydrolysatnahrung bei Säuglingen und Kleinkindern in jedem Fall eine individuelle Verträglichkeitsabklärung durchzuführen.

Ziegen- und Schafmilch sind ungeeignet als Kuhmilch-Trinkersatz, insbesondere für Kinder unter einem Jahr [44]. Der Hauptgrund liegt darin, daß ein großer Prozentsatz von Kuhmilchallergikern auch auf Ziegen- und Schafmilch allergisch reagiert, da diese eine ähnliche Eiweißkonstellation aufweisen wie Kuhmilch [68, 117].

Es muß in diesem Zusammenhang darauf hingewiesen werden, daß der Einsatz einer Sojamilchnahrung als Kuhmilchtrinkersatz unterschiedlich diskutiert wird. Da vor allem im Säuglingsalter das Risiko erhöht ist, daß sich eine Sojaeiweißallergie entwickelt, empfiehlt die EG-Kommission aus diesem Grund, Sojanahrungen generell weder für die Allergieprävention noch für die Therapie von Kuhmilchallergie einzusetzen [70] (siehe Kapitel 2.1). Das Vorgehen in der Praxis sieht jedoch zum Teil häufig anders aus (siehe Kapitel 2.2.5).

Entscheiden sich die Eltern trotzdem für ein Sojapräparat als Milch-Trinkersatz, dann sollte es möglichst erst ab dem 2. Lebensjahr gegeben werden.

4.5 Küchentechnisches Vorgehen

Häufig bereitet es auch Probleme, für Kleinkinder und Kinder entsprechende Rezepte ausfindig zu machen, da normalerweise viele Speisen mit Milch und Milchprodukten zubereitet werden. Dennoch gibt es einige Möglichkeiten, auch ohne Milch vollwertiges Essen zuzubereiten. Oft reicht es schon aus, die vorliegende Rezeptur zu ändern. Dabei hat sich küchentechnisch der Ersatz von Kuhmilch durch nicht bilanzierte Sojamilch – falls man sich dafür entschlossen hat – recht gut bewährt.

Derartige Sojamilchen, die in unterschiedlichsten Geschmacksrichtungen von der Lebensmittelindustrie angeboten werden, können auf dieselbe Art und Weise wie Kuhmilch verwendet werden (Aufläufe, Joghurt, Pudding etc.). Sahne, Creme fraiche lassen sich z. B. durch Nuxo Soja cremig neutral® (Vitaquell) sowohl in der kalten als auch warmen Küche ersetzen.

Falls erforderlich kann aber auch Pregomin® oder Alfaré® flüssig oder in Pulverform überall benutzt werden, wo ansonsten Milch Anwendung findet. Eine Auswahl geeigneter Rezepte ist in entsprechender Literatur zu finden [26, 179, 243].

Liegt beim Kind eine Kuhmilchallergie vor, so besteht kein Grund, zusätzlich zur Kuhmilch Rindfleisch aus der Kost zu eliminieren. Eine Kreuzreaktion zu Rind ist sehr selten, so daß eine reguläre Rindfleischkarenz bei Kuhmilchallergie unnötig ist [44].

4.6 Ernährungsrisiko

4.6.1 Calciumversorgung bei strikter Kuhmilch-elimination

Eine bedeutsame Frage bei vorliegender Kuhmilchallergie wird oft gestellt: „Kann ein Kind auch ohne Milch und Milchprodukte gesund ernährt werden?"

Milch ist ein ernährungsphysiologisch hochwertiges Nahrungsmittel, das den Organismus mit wichtigen Nähr- und Wirkstoffen versorgt. Sie ist vor allem ein wichtiger Lieferant von biologisch hochwertigem Protein, Calcium und Vitamin B_2. Bei einer geeigneten Auswahl an Lebensmitteln (Fleisch, Eier, Getreide etc.) kann der Bedarf des Kindes an Eiweiß und Vitamin B_2 auch bei Kuhmilch-elimination gedeckt werden. Genauerer Beachtung bedarf jedoch die Calciumversorgung. Es gibt kein vergleichbares konventionelles Lebensmittel, das Calcium in der relativ hohen bioverfügbaren Menge liefert, wie Milch und Milchprodukte. 60 bis 70% der Calciumzufuhr von Kindern stammen bei gut gemischter Kost aus dieser Quelle [121]. Alle anderen konventionellen Lebensmittel (Tab. 16) enthalten nur geringe Mengen an Calcium (absolut oder in Relation zu den üblichen Verzehrsmengen) und/oder sie werden nur selten verzehrt [100].

Müssen Milch und Milchprodukte aus gesundheitlicher Indikation aus der Kost eliminiert werden, so kann eine ausreichende Calciumbedarfsdeckung problematisch werden. Wenn nicht besondere Maßnahmen ergriffen werden, ist ein Calciummangel vorprogrammiert, der u. a. eine gestörte Skelettmineralisierung zur Folge haben kann.

Tab. 16: Calciumgehalt von Lebensmitteln mit praktischer Bedeutung [71, 199].

Lebensmittel	Calciumgehalt [mg Calcium/100 g eines Lebensmittels]
Milch und Milchprodukte	
Vollmilch	120
Magermilch	123
Buttermilch	110
Molke	68
Joghurt (3,5 % Fett)	120
Joghurt (fettarm)	114
Hüttenkäse	95
Mozzarella	403
Speisequark (mager)	92
Emmentaler (45 % Fett)	1020
Tilsiter (30 %)	830
Rahm (Sahne)	80
Gemüse	
Brokkoli	105
Fenchel	100
Gartenkresse	214
Grüne Bohnen	57
Grünkohl	212
Kohlrabi	68
Lauch	87
Tofu	131
Spinat	126
Karotten	41
Kartoffeln	10
Früchte	
Apfel	7
Aprikosen	16

Fortsetzung Tab. 16:

Brombeeren	44
Frische Feige (getrocknet)	54 (193)
Nüsse	
Erdnuß	60
Haselnuß	226
Mandel	252
Sesam	783
Fleisch	
Rindfleisch	3
Hühnerfleisch	12
Getreideerzeugnisse	
Weißbrot	58
Weizenvollkornbrot	63
Süßwaren	
Eiscreme	140
Milchschokolade	214

Im Zusammenhang mit der Gewährleistung einer bedarfsgerechten Calciumversorgung muß vermerkt werden, daß die Calcium-Resorptionsrate bei einer verminderten täglichen Zufuhr reaktiv ansteigt [100, 135, 136]. Dies bedeutet: Calcium wird bei niedriger Zufuhr besser ausgenutzt und verwertet als bei einer höheren Zufuhr. Jedoch ist in einer niedrigen Aufnahme kein Vorteil zu sehen. Die Calciumaufnahme sollte im Bereich der wünschenswerten Höhe der Calciumzufuhr liegen (siehe Tab. 18).

Tab. 17: Calciumgehalt diverser Spezialmilchen [87].

Produktname	Firma	Calciumgehalt [mg/100 ml verzehrfertige Zubereitung]
Semi-elementare hypoallergene Formulanahrung		
Pregomin®	Milupa	51,0 mg
Alfaré®	Nestlé	60,0 mg
Nutramigen®	Mead Johnson	63,0 mg
Pregestimil®	Mead Johnson	63,0 mg
Säuglingsnahrung auf Sojabasis		
Milupa SOM®	Milupa	73,0 mg
Humana SL®	Humana	50,0 mg
Multival Plus®	Abbott	70,7 mg
Pro Sobee®	Mead Johnson	64,0 mg

Der einfachste Weg, bei einer strikten Kuhmilchelimination Calcium zuzuführen, ist die ausreichende Aufnahme von semi-elementarer hypoallergener Formulanahrung oder – falls man sich dazu entschieden hat – von Säuglingsnahrungen auf Sojabasis. Diese enthalten ähnliche Calciummengen wie Kuhmilch-Formula (siehe Tab. 17). Vielfach ist aber eine zusätzliche (Kleinkinder und Kinder) oder ausschließliche (bei Säuglingen ohne Spezialmilchaufnahme) medikamentöse Calciumsubstitution unumgänglich. In diesen Fällen ist zu empfehlen, die verschriebene Dosis über den Tag verteilt anzubieten. Dies gewährleistet eine höhere Resorptionsquote als bei Verabreichung der gleichen Menge bei 1- bis 2maliger Zufuhr.

Tab. 18: Empfohlene Zufuhr von Calcium (DGE-Empfehlung) [59].

Alter	Calcium [empfohlene Zufuhr mg/Tag]
Säuglinge	
0 bis unter 4 Monate	500
4 bis unter 12 Monate	500
Kinder	
1 bis unter 4 Jahre	600
4 bis unter 7 Jahre	700
7 bis unter 10 Jahre	800
10 bis unter 13 Jahre	900
13 bis unter 15 Jahre	1000
Jugendliche und Erwachsene	
15 bis unter 19 Jahre	1200
19 bis unter 25 Jahre	1000
25 bis unter 51 Jahre	900
51 bis unter 65 Jahre	800
65 Jahre und älter	800
Stillende	300
Schwangere	1200

Grundlage der Dosierungsempfehlung sollte die entsprechende Empfehlung der DGE über die wünschenswerte Höhe der Calciumzufuhr sein (Tab. 18).

Bei der Auswahl der Calciumpräparate (Tab. 19) muß darauf geachtet werden, daß diese frei von Milch und Zusatzstoffen, wie z. B. Farb- und Konservierungsstoffen sind. Viele betroffene Patienten, insbesondere mit Neurodermitits, vermeiden diese Zusätze generell. Jedoch sind auch Fälle aufgetreten, in denen Patienten auf spezielle Calciumsalze reagieren [62].

Wird aus diversen Gründen auf eine einfache, sichere medikamentöse Calciumsubstitution bzw. auf die Gabe der Spezialnahrung verzichtet, so bieten sich in dieser Situation folgende Lebensmittel in Deutschland als Calciumquellen an:

1. Nuxo Soja Drink Vanille plus Calcium® (140 mg / 100 ml) sowie Nuxo Soja Drink Kakao plus Calcium® (83 mg / 100 ml) von Vitaquell
2. Hohes C plus Calcium® (135 mg / 100 ml) von Eckes
3. Valensina Vital plus Calcium Orange®, Apfel-Traube®, Grapefruit® (120 mg / 100 ml) von Dittmeyer
4. Punika plus Calcium Orange® und Apfel® (80 mg / 100 ml) von Dittmeyer.

Bei dem in Dittmeyers Fruchtsaftgetränken zugesetzten Calciumsupplement handelt es sich chemisch gesehen um einen Calcium-Malat-Citrat-Komplex, der unter dem Namen „Calcil"® verwendet wird. Die Bioverfügbarkeit von Calcium aus Calcil® erweist sich sogar der traditionellen Calciumquelle Milch überlegen [79, 159] und kommt damit den Kuhmilchallergikern zugute. Außerdem behindert Calcil® die Eisenresorption deutlich weniger als andere chemische Verbindungen von Calcium [159].

Anstelle der medikamentösen Calciumgabe kann bei regel-

Tab. 19: Calciumgehalt diverser Calcium-Monopräparate (Beispiele) [180].

Name des Präparates	Firma	Zusammensetzung
Calcipot® Brausetabletten	3 M Medica	**1 Tabl. enth.:** Calciumgluconat · 1 H_2O 1000 mg
Calciretard® Dragees	Köhler Pharma	**1 Drg. enth.:** Calciumsalz der DL- und L-Aspartinsäure 350 mg
Calcitrans® Kautabletten	Fresenius	**1 Kautbl. enth.:** Calciumgluconat · 1 H_2O 520,93 mg (entspr. 46,5 mg Ca-Ionen)
Calcium Dago-Steiner® Granulat	Steiner	**3 g Granulat enth.:** Calciumcarbonat 400 mg (= 160 mg Calcium-Ionen) Hilfsst.: Citronensäure 850 mg, Saccharose
Calciumorotat® Tabletten	Ursapharm	**1 Tbl. enth.:** Calciumorotat · 2 H_2O 500 mg
Calcium-Sandoz forte® Brausetabletten	Sandoz	**1 Brausetbl. enth.:** Calciumlactogluconat 2,94 g, Calciumcarbonat 0,3 g (entspr.: 500 mg Ca-Ionen)
Dobo 600® Tabletten	Wölfer	**1 Tbl. enth.:** Calciumgluconat · 1 H_2O 600 mg
Kalzan®	Fink	**1 Tbl. enth.:** Calciumcitrat · 4 H_2O 300 mg, Calciumhydrogenphosphat · 2 H_2O 150 mg. Ca-Ionen-Gehalt pro Tabl.: 98 mg

mäßigem und quantitativem Verzehr dieser Produkte auf natürlichem Wege die Calciumzufuhr gedeckt werden.

Bei der Empfehlung dieser calciumangereicherten Fruchtsäfte ist aber gleichzeitig auf den hohen Gehalt an niedermolekularen Kohlenhydraten hinzuweisen.

Die alimentäre Calciumzufuhr darf allein ohne Betrachtung weiterer Nahrungsinhaltsstoffe nicht erfolgen. Aus diesem Grund werden im folgenden noch einige praktisch relevante Tips bezüglich einer ausreichenden Calciumversorgung genannt.

4.6.2 Praktisch-relevante Tips für eine ausreichende Calciumversorgung

Entscheidend für eine Calciumversorgung des Organismus ist nicht allein eine ausreichende quantitative alimentäre Zufuhr, sondern auch die Berücksichtigung der Tatsache, daß die Effektivität der Calciumresorption durch eine Vielzahl von Faktoren bzw. Regelmechanismen beeinflußt wird.

Die Aufnahme von Calcium ist bei pflanzlichen Produkten generell geringer als bei Milch und Milchprodukten. Zudem kann die Calciumresorption durch gewisse Nahrungsinhaltsstoffe gehemmt oder gefördert werden. Beispielhaft seien hier die Hemmstoffe Phosphat und Oxalsäure genannt. Es handelt sich hierbei um natürliche Lebensmittelinhaltsstoffe, die zusammen mit dem ebenfalls in der Kost vorhandenen Calcium einen nicht resorbierbaren Komplex bilden, so daß das Calcium für den Körper nicht mehr verfügbar ist. Phosphathaltige Lebensmittel sind z. B. Coca Cola, Wurstwaren, Schokolade bzw. Kakao. Zu den oxalsäurehaltigen Nahrungsmitteln gehören Rhabarber, Spinat, Rote Beete, Kaffee. Die genannten Nahrungsmittel sollten aus dem dargestellten Grund nicht zu häufig verwendet werden.

Für die Calciumresorption ist zudem die Gewährleistung einer ausreichenden Vitamin-D-Versorgung essentiell. Diese ist bei einer ausreichenden Sonnenlichtexposition garantiert, da die Vorstufe des Vitamin D unter der Haut durch UV-Lichteinwirkung synthetisiert wird, so daß normalerweise Vitamin D medikamentös nicht gegeben werden muß. Problematisch wird es nur, wenn ein Kind aufgrund einer starken Neurodermitis das Sonnenlicht meidet. Generell empfiehlt David in diesem Fall zur Vorbeugung eine medikamentöse Calciumzufuhr, kombiniert mit Vitamin D, für Kinder mit folgenden Merkmalen [44]:

- Langzeitliche kuhmilchfreie Ernährung
- Keine Gabe calciumhaltiger und Vitamin-D-haltiger Ersatznahrung
- Alter unter 2 Jahren
- Elimination anderer Hauptnahrungsmittel
- Vorliegen einer Neurodermitis
- Asiatischer Ursprung.

5 Eiereiweiß-Allergie

Vorweg sei angemerkt, das sich der Begriff „Ei" ohne Zusatz (z. B. „Enten-Ei") im allgemeinen auf das Hühnerei bezieht.

Häufigkeit

Das Ei ist neben der Kuhmilch die häufigste Ursache einer allergischen Reaktion im Kindesalter [1, 21]. Die Prävalenz von Eiereiweiß-Allergie ist am größten im 1. Lebensjahr und läßt mit zunehmendem Alter nach [38, 50, 80, 118].

Symptome

Die Eier-Allergie äußert sich in verschiedenen Symptomen. Die am häufigsten betroffenen Organsysteme sind Haut und Atemwege, wobei eher Sofortreaktionen beobachtet werden.

5.1 Welche Allergene kommen im Hühnerei vor?

Der totale Proteingehalt von Eiklar beträgt ca. 10% und besteht aus über 40 verschiedenen Eiweißen [220]. Als Hauptallergene im Eiklar sind das Ovalbumin, Ovomucoid und Ovotransferrin (= Conalbumin) identifiziert worden [18, 49, 101, 102, 138, 139, 140]. Diese drei Eiweiße kommen auch in geringen Mengen im Eigelb vor. Spuren von Ovalbumin und Ovotransferrin finden sich auch im rohen Hühnerfleisch. Der größte Teil der Kinder mit Eier-eiweiß-Allergie verträgt jedoch gekochtes Hühnerfleisch.

5.2 Wie sieht die Eliminationskost aus?

Wurde bei einem Kind labordiagnostisch eine Sensibilisie-rung auf Hühnereiweiß festgestellt, so muß mittels einer oralen Provokation (d. h. Karenzdiät mit anschließender Reexposition) die klinische Relevanz dieser Sensibilisie-rung und der Grad der Überempfindlichkeit ermittelt wer-den.

Wie bei der Kuhmilcheiweiß-Allergie kann das Ausmaß der Eiereiweiß-Allergie bei jedem Patienten unterschiedlich sein. Bei einer geringgradigen Eier-Sensibilisierung ist es möglich, daß gekochte Eier und eihaltige Produkte ohne allergische Reaktionen vertragen werden. Dies ist damit zu begründen, daß allein der Kochprozeß die Allergenität der Eier um 70% reduziert, wobei das Hauptallergen Ovomu-coid jedoch hitzeresistent ist [18].

Beim Nachweis einer hochgradigen Eier-Eiweiß-Allergie muß hingegen eine strikte Eliminationsdiät durchgeführt werden. Der Ausschluß von Eiern aus der Kost bedeutet eine Umstellung in der küchentechnischen Zubereitung und erfordert beim Einkaufen von Fertigprodukten große Auf-merksamkeit. Alle Lebensmittel, die Eigelb oder Eierklar enthalten, müssen vermieden werden. Die Tabelle 20 gibt nähere Informationen über Beispiele verbotener und er-laubter Nahrungsmittel. Diese Liste erhebt nicht den An-spruch auf Vollständigkeit. Auch ist zu beachten, daß die Hersteller ihre Rezeptur jederzeit ändern können.

Tab. 20: Informationszettel zur Ei-freien Diät.

Allgemeines
Die Zutatenliste stets genau und kritisch durchlesen.

Verbotsliste

1. **Eiergerichte**
   Eierspeisen, wie z. B. Spiegelei, Soleier, Eierstich

2. **Lebensmittel, die mit Eiern hergestellt werden können**

- Brot- und Backwaren
  Butterzopf, Brötchen (Semmeln, Wecken, Weggli), Zwieback, Bisquits, Fertigbackmischungen, Kekse
- Fleisch- und Wurstwaren
  Hühnereiweiß kann zur Erhöhung des Gesamteiweißgehaltes eingesetzt sein.
  Evtl. bei Panaden von Fleisch (z. B. Cordon bleu), Fisch (Fischstäbchen, Chicken Nuggts)
  Hackbraten, Hamburger, zubereiteter Tartar
- Mayonnaise
  Nature oder damit zubereitete Gerichte
- Saucen
  z. B. Sauce Hollandaise, Remoulade, Cocktailsauce
- Teigwaren
  diverse Eier-Teigwaren, z. B. Spaghetti, Lasagne, Ravioli, Canneloni
- Kartoffelfertigprodukte
  z. B. Knödel, Gratin, Kroquetten, Gnocchis
- Fertigsuppen
  Eigelb kann zum Färben, Binden von Suppen verwendet werden.
  Suppeneinlagen
- Getränke
  Liköre
  Rotwein: Burgunder, Bordeaux; hier kann Eiklar als Klärungsmittel verwendet werden
- Süßspeisen
  diverse Puddings und Cremes
  Crepe
  diverse Eissorten
  Torten, Kuchen, Waffeln etc.

Fortsetzung Tab. 20:

- Süßwaren
  Zuckerwatte
  diverse Schokoladen, Pralinen und andere Schokoladenprodukte
  Schaumzuckerwaren z. B. Mohrenkopf, Negerküsse
  Baiser
  Müsliriegel

- Diverse Fertigprodukte
  Sahnesteif
  Meerettichsahne

Erlaubte Nahrungsmittel – Alternativen

Wichtig
Selbst zubereiten ist die sicherste Methode der Wahl!
Diverse Lebensmittelhersteller sind bei Nachfrage bereit, Listen
ihrer eifreien Produkte zuzusenden (z. B. Schneekoppe, Kraft,
Hammermühle)

- Ei-Ersatz
  Sibylle-Diät®-Ei-Ersatz (Sibylle-Diät)
  Hammermühle Ei-Ersatz® (Hammermühle)
  Nestargel® (Nestlé)

- Süßwaren
  Kinderschokolade (Ferrero)
  Lindor Schokolade (Lindt)
  Vollmilchschokolade (Lindt)
  Vollmilchschokolade (Milka)
  Balisto® (Mars GmbH), Kitkat® (Nestlé)
  Apfelkekse-Vollkorn® von Drei Pauly
  Sesamkekse-Vollkorn® von Drei Pauly
  Aprikosenkeks Vollkorn® (Drei Pauly)
  Dinosaurier-Knusperkeks® (Drei Pauly)
  Diverse Kekse von Firma Hammermühle
  Diverse Mövenpickeissorten
  Smacks, Rice Krispies, Corn Pops, Frosties (Kellogg's)
  Gummibären

- Süßspeisen
  Nuxo-Soja-Desserts® (Vitaquell)
  Dr. Oetker Gala Pudding Pulver® (Dr. Oetker)
  Carob Pudding® (Flügge)
  Götterspeise
  Fruchtgelees

Fortsetzung Tab. 20:

- Teigwaren
  Ei-freie italienische Hartweizengrießnudeln
  Aproten® Teigwaren (Hammermühle)
  Chinesische Glasnudeln

- Brotbelag
  Vegetabile Pasten® (Tartex)
  Alevita® le Parfait Brotaufstriche (Nestlé)
  Kalter Braten
  Truthahnschinken, Rohschinken, gekochter Schinken

- Ei-freie Majonaise
  Majo-Ei-frei (bruno fischer)
  Kräuter Majo-Eifrei (bruno fischer)
  Curry-Majo-Eifrei (bruno fischer)

5.3 Ei-Ersatz

Analog der Kuhmilchelimination können üblicherweise verwendete Rezepte, in denen Eier verarbeitet werden, entsprechend modifiziert werden. Bewährt hat sich in diesem Fall der Ersatz von Ei durch Sojamehl (1 Eßl. Sojamehl mit 3 Eßl. Wasser angerührt = Ersatz von 1 Ei), durch Nestargel® (Nestlé) (1 Teelöffel Nestargel® = 1 Ei) oder durch die entsprechende Menge an Rahm (ca. 60 ml = 1 Ei). Diese Maßnahme kann Eier jedoch nur dann ersetzen, wenn das Ei aufgrund seiner bindenden Eigenschaft den Speisen zugesetzt wurde, wie bei der Herstellung von Mürbeteig, Klößen, Waffeln etc.

Erwähnt sei in diesem Zusammenhang auch die Alternative des sogenannten „Ei-Ersatzpulvers", welcher im Reformhaus erhältlich ist (Sibylle-Diät-Eiersatz® von der Sibylle-

Diät oder Hammermühle-Ei-Ersatz® von der Firma Hammermühle). Dieser Ei-Ersatz besteht aus Pflanzenfett, Sojaeiweiß, Emulgatoren, Maisstärke, Verdickungsmittel Xanthin, Glucosesirup. Seine Verwendungsmöglichkeiten sind vielseitig, wie z. B. zur Herstellung von Backwaren, Panaden, Pfannkuchen und Saucen. Kontraindiziert ist das spezielle Ei-Ersatzpulver bei gleichzeitig vorliegender Sojaallergie.

Eier von anderen Geflügelarten, z. B. Truthennen, Enten und Gänsen, enthalten die gleichen Hauptallergene, so daß sie nicht als Ei-Ersatz verwendet werden können [141].

5.4 Probleme in der Praxis

- Obwohl die Fertigprodukte eine Zutatenliste aufweisen, ist diese nicht immer einfach durchschaubar. Ein Beispiel hierfür sind Schokolade und Schokoladeprodukte. Nach der Kakao-Verordnung dürfen der Schokolade Eier ohne Deklaration zugesetzt werden, wenn der Eiergewichtsanteil an dem Produkt unter 5% liegt [145].
  Generell bereitet die Information über die Zusammensetzung eines Kakaoproduktes Schwierigkeiten für den Allergiker, da nach § 9 Abs. 3.3 der Kakao-VO gilt, daß Lebensmittel, die „in nicht unterscheidbarer Weise mit verarbeitet wurden und die Menge jedes dieser Stoffe im Verhältnis zum Gesamtgewicht des Fertigerzeugnisses weniger als 5% von Hundert beträgt", überhaupt nicht deklariert werden müssen [145]. Allgemein stellt die Schokolade einen „Dschungel" an versteckten Allergenen dar. So müssen auch die Zutaten Nüsse und Sojamehl

analog dem Eierzusatz bis zu einem bestimmten Gewichtsanteil nicht deklariert werden.

- Es ist fraglich, ob das Ei-Lecithin, welches als Emulgator vielen Lebensmitteln zugesetzt wird, bei hochsensibilisierten Ei-Allergikern Reaktionen auslösen kann. Dies muß individuell ausgetestet werden.

  Wenn man auf Ei-Lecithin verzichten will, so ist anhand der Deklaration (Lecithin = E 322) nicht zu erkennen, ob das verwendete Lecithin von der Sojabohne oder vom Ei stammt.

- Zu berücksichtigen ist, daß Eiereiweiß auch anderen Verwendungszwecken als der Ernährung dienen kann. Erwähnt seien hier die lysozymhaltigen Halslutschtabletten, z. B. Frubienzym®, Ei-Shampoo, diverse Impfpräparate (z. B. Influenza, Gelbfieber) etc. [155, 222].

- Auch unverpackte Kuchen, Gebäck und Brot ohne Zutatenliste stellen ein spezielles Problem dar.

- Zur Oberflächenbehandlung, wie z. B. als „Klebemittel" für Sesam, auf Gebäck kann Eiereiweiß ohne Deklaration eingesetzt werden.

6 Weitere Nahrungsmittelallergien

6.1 Weizenallergie

Weizen ist ein weiteres Nahrungsmittel, welches allergische Reaktionen mit unterschiedlicher Symptomatik bei Kindern auslösen kann. Doch sind Nahrungsmittelallergien auf diverse Getreidesorten bzw. Getreideprodukte selten. Zu begründen ist dies wahrscheinlich damit, daß das Getreide häufig nicht roh verzehrt wird, sondern die Getreideerzeugnisse (z. B. Brot, Gebäck) durch den Herstellungsprozeß erhitzt werden, wodurch die Allergenität abnimmt.

In der Literatur ist bisher nur sehr wenig über Getreideallergien dokumentiert. Am besten bekannt dürfte jedoch die Allergie gegen Weizen sein. Angaben zur Häufigkeit der Weizenallergie können bisher nicht gemacht werden. Jedoch wurde beobachtet, daß eine Weizenallergie häufig im 1. Lebensjahr auftritt, wobei dies durch die Dominanz in der üblichen Beikosternährung bedingt ist. Aufgrund dessen wurde die Empfehlung ausgesprochen, bei allergisch prädisponierten Säuglingen Weizen zumindest im 1. Lebensjahr aus der Kost zu eliminieren (siehe Kapitel 2.3).

Symptome

Anhand verschiedener Studien konnte ermittelt werden, daß Weizen sowohl gastrointestinale [97, 110], als auch respiratorische [82, 231, 233] und andere typische allergische Symptome [92, 137] hervorrufen kann.

6.1.1 Eliminationskost

Die diätetische Behandlung einer Weizenallergie besteht darin (je nach Schweregrad der Allergie), alle Nahrungsmittel und Speisen zu meiden, die Weizen in irgendeiner Form enthalten. Besonders kritisch zu beachten sind alle Fertigprodukte und -mahlzeiten, denn sie enthalten häufig Weizenmehl. Die auf der Verpackung eines Fertigproduktes aufgeführte Zutatenliste ist genau zu studieren. Falls dort „Bindemittel", „Stärke", „Vollkornmehl" etc. angegeben sind, so sollen diese Produkte grundsätzlich gemieden werden, da aus den Angaben nicht ersichtlich wird, ob diese Bestandteile vom Weizen stammen oder nicht.

Irrtümlicherweise wird in der Praxis eine weizenfreie Kost häufig mit einer glutenfreien Kost, die bei Zöliakie verordnet wird, gleichgesetzt. (Anmerkung: Glutenfreie Erzeugnisse werden unter Verwendung von nicht zöliakieauslösenden Getreidearten wie z. B. Mais, Reis, Hirse, Soja oder aus reinen Stärkeprodukten von Weizen, Roggen, Gerste, Hafer hergestellt.) „Glutenfrei" bedeutet daher nicht gleichzeitig auch „weizenfrei", weil in vielen glutenfreien Nahrungsmitteln z. B. Weizenstärke enthalten ist. Diese ist zwar für den Zöliakiekranken unbedenklich, bei einem hochgradigen Weizenallergiker kann sie jedoch zu allergischen Symptomen führen [110]. Damit profitiert der Weizenallergiker nicht immer von dem großen Angebot an glutenfreien Nahrungsmitteln.

Die Frage, ob bei einer Weizenallergie auch das Weizenkeimöl aus der Kost eliminiert werden muß, kann nicht beantwortet werden. In der wissenschaftlichen Literatur sind diesbezüglich bisher keine konkreten Angaben zu

finden. Damit muß die Verträglichkeit individuell ausgetestet werden.

Zur Durchführung einer strikten Weizeneliminationskost
werden in der Tabelle 21 Beispiele von Nahrungsmitteln,
die Weizen enthalten können, sowie entsprechende Alternativen aufgelistet.

Tab. 21: Informationszettel zur Weizeneliminationkost.

Allgemeines
Die Zutatenliste stets genau und kritisch durchlesen
Verbotsliste
■ Getreidemahlprodukte Stärke, Mehl, Dunst, Grieß, Keime, Graupen, Grütze, Kleie, Schrot
■ Getreideprodukte Brot und Kuchen aller Art, Paniermehl, Blätterteig, Müslimischun- gen (Achtung: z. B. „Roggenbrot" enthält häufig einen bestimmten Anteil an Weizenmehl, siehe Zutatenliste bei abgepacktem Brot oder beim Bäcker nachfragen)
■ Süßwaren Müsliriegel Smacks® (Kellogg's) Kellogg's Spezial® (Kellogg's) Bonbons Kaugummis Schokoladenriegel wie z. B. Balisto® (Mars-GmbH), Kitkat® (Nestlé)
■ Backwaren Dampfnudeln Crepes Zwieback, diverse Gebäcke Käsegebäck Salzgebäck Backerbsen etc.

Fortsetzung Tab. 21:

- Teigwaren
  Teigwaren aller Art: Spätzli, Ravioli, Lasagne, Suppeneinlagen,
  Tortellini etc., auch Soja- oder Hirseteigwaren können Weizenmehl
  enthalten

- Süßwaren
  Puddingpulver
  Süße Aufläufe
  Eissorten mit Bisquits, Cornets
  Joghurt mit Kleiezusatz oder Müslijoghurt

- Getränke
  Getreidebier
  Weizenbier

- Sonstiges
  Brotaufstriche in Büchsen und Tuben, Fleisch-, Fisch- und Gemü-
  sekonserven in Saucen, Hackbraten, Paniertes wie z. B. Cordon
  bleu,
  Fischstäbchen, gefüllte Kalbsbrust, Pastete etc.
  Fertigsaucen, -suppen, Saucenbinder
  Backpulver kann auch Weizenmehl enthalten: Zutatenliste be-
  achten

Erlaubte Nahrungsmittel – Alternativen

- Getreidesorten
  Dinkel (Achtung: Kreuzreaktion möglich!)
  Hafer
  Gerste
  Mais
  Reis
  Hirse
  Amaranth
  Roggen
  Buchweizen
  Tapioka
  Quinoa
  etc.

- Teigwaren
  Reisnudeln (Glasnudeln)
  Chinesische Nudeln aus Mongobohnenmehl
  Reine Dinkelteigwaren
  Selbsthergestellte Teigwaren aus erlaubten Mehlsorten

Fortsetzung Tab. 21:

- Teigwaren von Hammermühle
  Glutenfreie Teigwaren von Drei Pauly
  Backwaren
  Selbsthergestelltes Brot, Gebäck und Kuchen aus erlaubten
  Mehlsorten
  Reiswaffeln
  Maiswaffeln® (Drei Pauly)
  Vollkornschnittbrot glutenfrei (Drei Pauly)
  Mais-Kräcker (Drei Pauly)
  Verschiedene Produkte von Hammermühle

- Süßwaren
  Konfitüre, Honig, Birnendicksaft, Melasse
  Sorbeteis, Wassereis
  Reines Schokoladenpulver

- Sonstiges
  Pop Corn
  Cornflakes (Kellogg's)
  Rice Crisp (Kellogg's)
  Corn Pops (Kellogg's)
  Hirseflocken
  Saucenbinder: Kartoffel- oder Maisstärke
  Diverse glutenfreie Produkte, aber ohne Weizenstärke (z. B. von
  Sibylle-Diät, Drei Pauly, Hammermühle)

6.2 Sojaeiweiß-Allergie

Häufigkeit

Die Sojabohne gehört botanisch gesehen zur Pflanzenfamilie der Leguminosen, der Hülsenfrüchte, zu der auch Erbsen, Bohnen etc. zählen.

Auf das Sojaeiweiß kann sich – wie auf jedes Nahrungseiweiß – eine Allergie entwickeln. Es gibt wenige Daten

über die Häufigkeit der Sojaallergie in der Gesamtbevölkerung. Festgestellt wurde, daß die Sojaallergie meistens in
Kombination mit einer Kuhmilchallergie auftritt. Schätzun-
gen der Häufigkeit der Sojaallergie bei Patienten, die
gleichzeitig auch eine Kuhmilchallergie aufweisen, liegen
zwischen 8 und 43% [47, 48].

Symptome

Wie bei jeder allergischen Reaktion können die unterschiedlichsten Organsysteme betroffen sein. In der Literatur wird
darüber wenig dokumentiert. Jedoch scheinen die Symptome der Sojaallergie ähnlich denen der Kuhmilchallergie
zu sein (siehe Kap. 4).

6.2.1 Diätetische Konsequenz

Soja, insbesondere isoliertes Sojaprotein, wird in vielen
verschiedenen Nahrungsmitteln verarbeitet, z. B. zur An-
reicherung von Fleisch- und Backwaren, Molkereiproduk-
ten. Damit wird verständlich, daß die Eliminationskost bei
diagnostizierter Sojaallergie nicht einfach durchzuführen
ist. Auch hier muß die Zutatenliste genau studiert werden.
Dabei ist zu berücksichtigen, daß zugesetztes Soja sich
ebenfalls hinter der Bezeichnung „Pflanzliches Eiweiß"
verbergen kann. Weiterhin ist in Schokoladen ein Sojazu-
satz bis zu einem gewissen Gewichtsanteil möglich, ohne
daß dies auf der Zutatenliste vermerkt werden muß (siehe
Kap. 5.4.).

Beispielsweise von Lebensmitteln, die Soja enthalten können, sind in Tabelle 22 aufgelistet.

Problematisch ist der Zusatz von Sojamehl zum Weizenmehl. Wird das auf diese Weise hergestellte Brot unver-

Tab. 22: Sojaverbotsliste.

Allgemeines
Die Zutatenliste stets genau und kritisch durchlesen
Diverse Sojaprodukte
Sojamehl Sojagrieß Sojaflocken Sojagrütze Sojamilch Tofu Sojafleisch Sojapaste Sojasauce Sojateigwaren Sojakeimlinge
Nahrungsmittel, die mit Soja hergestellt werden können (Beispiele)

▪ Brot- und Backwaren
  Diabetikergebäck, Lebkuchen, Brot, Zwieback
 	
▪ Süßwaren
  Schokolade, Pralinen
 	
▪ Fleischerzeugnisse
  Diverse Fleisch- und Wurstwaren
 	
▪ Würzsaucen
  Worcesterhiresauce
  Grillsaucen u. a. Fertigsaucen
 	
▪ Halbfertig- und Fertigprodukte
  Suppen, Saucen, Süßspeisen, Salate, Mayonnaise, Fertigmehle,
  diverse diätetische Lebensmittel z. B. Sibylle-Ei-Ersatz® (Sibylle-
  Diät), diverse Säuglings- und Kindernahrung

packt verkauft, so liegt keine Zutatenliste vor, woran sich die Betroffenen orientieren können.

Unbekannt ist, ob Sojalecithin und Sojaöl genügend Soja-
proteine enthalten, um klinisch eine allergische Reaktion
auslösen zu können [30, 168]. Die Elimination von Sojaöl
und Sojalecithin beim Vorliegen einer starken Sojaeiweiß-
Allergie muß individuell ausgetestet werden. Das gleiche
gilt für mögliche Kreuzreaktionen zu anderen Familienmit-
gliedern der Leguminosen (siehe Tabelle 23). In der Praxis
werden derartige Kreuzallergien selten beschrieben [16].

Liegt beim Sojaallergiker gleichzeitig eine Kuhmilchallergie vor, so besteht in diesem Fall der Trinkersatz in einer
semi-elementaren hypoallergen Formula-Nahrung wie z. B.
Alfaré® (siehe Kuhmilchallergie Kap. 4.4).

Tab. 23: Familienmitglieder der Leguminosen.

Name	Vorkommen
Erbsen	Gemüse
Bohnen	Gemüse
Erdnuß	In diversen Fertigprodukten insb. Süßwaren
Guar	Einsatz als Dickungsmittel (E 412), z. B. in Fertigsalaten, Fertigsaucen, Fruchtgetränken, Glasierungen, Milchshakes
Klee	
Süßholz	Lakritz
Linse	Gemüse
Luzerne	
Sojabohne	Vielseitiger Einsatz in der Herstellung von Fertigprodukten (siehe Tab. 22)
Traganth	Einsatz als Dickungsmittel (E 413), z. B. in Kuchendekorationen, Salatdressing, Schmelzkäse, Streichkäse
Lupine	

6.3 Nußallergie

Nüsse gehören botanisch gesehen zu diversen Pflanzen-familien. Eine sogenannte Kreuzallergie zwischen den ver-schiedenen Nüssen ist nicht bekannt [51].

Tab. 24: Liste über das Vorkommen von Nüssen.

Vorkommen von Nüssen
<ul><li>Backwaren Diverse Kuchen, Torten, Kleingebäck, Stollen, Printen, Lebkuchen etc.</li><li>Süßwaren Nougat, Krokant, diverse Schokoladen, Pralinen, Müsliriegel, Fertigmüsli, Studentenfutter, Kinderschokoladen-Bonbons (Ferrero) etc.</li><li>Süßspeisen Diverse Cremes, Puddings, Eis (z. B. Cornets)</li><li>Wurstwaren Diverse Pasteten</li><li>Sonstiges Diverse Käsesorten, Nußmus, Nutella (Ferrero), Crunchy-Nut (Kellogg's), Erdnußbutter</li></ul>
Süßwaren ohne Nuß-Zusätze (Beispiele)
Sundy-Riegel® (Nestlé) Kitkat® (Nestlé) Kinderschokolade und Kinderschokoladenüberraschungseier (Ferrero) Apfelkekse® (Drei Pauly) Sesam-Krokant Keks® (Drei Pauly) Aprikosen Keks® (Drei Pauly) Dinosaurier-Knusper Keks® (Drei Pauly) Gummibären (Haribo)
Wichtig: Beachten Sie immer die Zutatenliste der Fertigprodukte – Änderungen in der Zusammensetzung sind jederzeit möglich!

Zu den Nüssen zählen z. B. Hasel-, Erd-, Cashew-, Kokos-, Pekan-, Walnuß sowie Pinienkerne und Mandeln. Insbesondere Erd- und Haselnuß sind bekannt für ihre große Fähigkeit, allergische Reaktionen hervorzurufen.

Die Behandlung einer Nußallergie besteht in der Elimination aller Nahrungsmittel, die das spezifische Nußallergen enthalten. Dies ist relativ kompliziert, da der Gebrauch von Nüssen in der Lebensmittelindustrie ansteigt [65, 72] (Tab. 24).

Die Frage, ob entsprechendes Nußöl auch gemieden werden muß, kann nicht generell beantwortet werden. Nußöle enthalten gewöhnlich keine nachweisbaren Eiweiße, und allergische Reaktionen auf Nußöle sind selten [51]. Dies muß individuell ausgetestet werden.

6.4 Kreuzallergie

Bei biologisch bzw. botanisch verwandten Nahrungsmitteln wurde beobachtet, daß bestimmte Nahrungsmittelallergien gekoppelt vorkommen. Der Grund liegt in identischen Proteinen bei den Nahrungsmitteln verwandter Herkunft, so daß es zu einer sogenannten Kreuzreaktion kommt.

Kreuzreaktionen können auftreten z. B. zwischen Getreidesorten aus der Familie Gramineae (Roggen, Weizen, Gerste etc.), zwischen Hühnerei und Eiern anderer Vogelarten sowie zwischen Kuhmilch und Milch anderer Tierarten.

In der wissenschaftlichen Fachliteratur werden auch Kreuzreaktionen zwischen inhalativen Pollen und Nahrungsmitteln beschrieben, die entweder von biologischer Verwandschaft sind, z. B. Haselnußpollen und Haselnüsse, oder auch keine biologische Verwandschaft aufweisen, wie z. B. die Kreuzreaktion zwischen Birkenpollen und Haselnuß, Apfel, Mandel (sogenanntes „Birkenpollensyndrom") und die Kreuzreaktion zwischen Beifußpollen und Sellerie, Karotte, Petersilie, Anis, Fenchel etc. (sogenanntes „Sellerie-Beifuß-Syndrom").

Diese genannten Kreuzreaktionen sind nicht obligat und wenig wissenschaftlich durch Studien dokumentiert. Grundsätzlich sollten jeweils nur die Nahrungsmittel aus der Kost eliminiert werden, bei denen die Allergenität wirklich diagnostiziert wurde. Ansonsten besteht die Gefahr, daß die Kost unnötig einseitig gestaltet wird.

7 Schimmelpilzallergie

Kann eine nachgewiesene Schimmelpilzallergie Auswirkungen auf die Ernährung des betroffenen Kindes haben?

Die verschiedenartigsten Schimmelpilze bzw. deren Enzyme haben große Bedeutung in der Lebensmitteltechnologie. In zunehmendem Maße werden sie zur Herstellung von Zusatzstoffen, wie z. B. Aromastoffen, Farbstoffen, Geliermitteln, Fruchtsäuren und Vitaminen verwendet [12, 113, 114]. Weiterhin finden die von Schimmelpilzen hergestellten Enzyme Anwendung bei der Produktion von diversen Lebensmitteln. Es ginge zu weit, hier die gesamten Anwendungsgebiete der Schimmelpilzenzyme in der Nahrungsmittelindustrie vorzustellen. Daher werden in Tabelle 25 nur Beispiele gegeben.

Da die im Herstellungsprozeß eingesetzten Enzyme nach der Produktion bis auf eine technologisch unvermeidbare Rückstandsmenge eliminiert werden (durch Filtration oder Erhitzung), sieht der Gesetzgeber derzeit keine Veranlassung zu einer Kennzeichnungspflicht [114]. Diese technologisch unvermeidbare Rückstandsmenge könnte für den hochallergischen Patienten von Bedeutung sein [112, 114]. Sie gehört deshalb in die Gruppe der versteckten und unerwarteten Nahrungsmittelallergene.

Ein positiver RAST-Test auf eine Schimmelpilzart rechtfertigt jedoch noch lange nicht die Elimination all der zuvor genannten Lebensmittel oder derer, in denen die genannten Zusatzstoffe enthalten sind. Denn man weiß nicht präzise,

Tab. 25: Verwendung von Schimmelpilzenzymen in der Lebensmittel-produktion (Beispiele) [183].

Lebensmittel-produktionsbereich	Enzymfunktionen	Enzymhaltige Lebensmittel
Stärke-/Süßwaren-industrie	Stärkeverzuckerung	Glucosesirup, Marzi-pan, Pralinen, Eis-creme, Kunsthonig
Frucht-/Gemüsesaft-industrie	Mazeration, Verflüssi-gung, Saftklärung, Entbitterung von Zi-trussäften	Fruchtsäfte, Gemüse-säfte
Brennerei	Alkoholherstellung	Bier, Wein, Brannt-wein
Backgewerbe	Verbesserung der Backeigenschaften	Weizen-, Roggen-mehl, Brot, Backmi-schungen, Dauer-backwaren etc.
Molkerei	Abbau von Milchzuk-ker	gesäuerte Milcher-zeugnisse
	Milchgerinnung bei der Käseherstellung, Käsereifung	Käse, Schmelzkäse

auf welcher Schimmelpilzbasis jener Zusatzstoff oder jenes Lebensmittel hergestellt worden ist. Zudem gibt es auch relativ viele falsch positive RAST- und Hauttestresultate gegenüber Schimmelpilzen ohne jegliche Symptomatik.

Jorde und Schata befassen sich näher mit dem Vorkommen und der Verbreitung von Schimmelpilzen (z. B. Aspergillus niger, Aspergillus oryzae), so daß in diesem Zusammen-hang auf ihre Veröffentlichungen hingewiesen werden muß [113,114].

Generell werden bezüglich der Ernährung bei bewiesener oder wahrscheinlicher Schimmelpilzallergie meist folgende Empfehlungen ausgesprochen:

- All jene Nahrungsmittel sind zu eliminieren, bei denen Schimmelpilze sichtbar vorkommen, wie z. B. Weichkäse (Camembert, Brie) und Edelpilzkäse (Roquefort, Gorgonzola).
- Jedes Nahrungmittel kann auf natürliche Art und Weise von Schimmelpilzsporen befallen werden [114]. Dies ist nicht ohne weiteres sichtbar und darf daher nicht mit „verschimmelten" Produkten verwechselt werden!
  Es ist darauf zu achten, daß alle Nahrungsmittel gut verschlossen oder verpackt sind. Häufig sind folgende Lebensmittel mit Schimmelpilzen kontaminiert: Beuteltee, Dörrfrüchte, Gewürze. Diese Nahrungsmittel gehören aber nur dann auf die Eliminationsliste, wenn auf sie Unverträglichkeitsreaktionen festgestellt wurden.

Wüthrich [238] weist darauf hin, daß eine Schimmelpilzallergie häufig mit einer Unverträglichkeit auf Hefe verbunden ist. Aber nur bei diesbezüglich anamnestischen Hinweisen gehören Hefe und die damit produzierten Produkte auf den Eliminationskatalog.

8 Pseudoallergische Reaktionen

Nicht jede sichtbare Unverträglichkeitsreaktion, die in Folge des Verzehrs eines spezifischen Nahrungsmittels bei Kindern beobachtet wird, ist eine Nahrungsmittelallergie. Dies hat Bedeutung für die Diagnosestellung (Abb. 3). Im Sinne der Definition wird nur dann von einer Nahrungs- mittelallergie gesprochen, wenn (wie im Kapitel 1 erläutert) die Unverträglichkeitsreaktion immunologisch vermittelt wird.

Abb. 3: Einteilung der Unverträglichkeitsreaktionen.

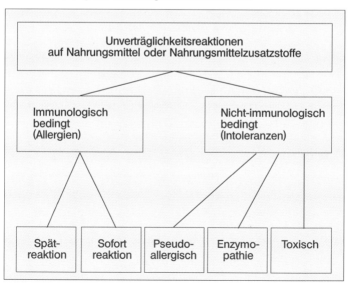

Es gibt jedoch auch Fälle, in denen das Symptombild in Folge der Aufnahme eines bestimmten Nahrungsmittels dem der allergischen Reaktion ähnelt, jedoch nicht an einen Immunmechanismus gekoppelt ist [26, 89, 90, 156, 173, 177, 202]. Damit ist das Krankheitsbild nicht durch die üblichen Allergietests (Haut- und Bluttest) identifizierbar. Man spricht in diesen Fällen von pseudoallergischen Reaktionen bzw. Pseudoallergie. Die Differenzierung zwischen einer echten Allergie und einer pseudoallergischen Reaktion ist im Hinblick auf die Diagnosestellung von großer Bedeutung.

Die pseudoallergische Reaktion unterscheidet sich von der echten Allergie durch folgende Punkte:

1. Sie ist dosisabhängig (häufig sind große Mengen erforderlich).
2. Sie hat keine Sensibilisierungsphase durchgemacht und damit können bereits beim Erstkontakt Symptome auftreten.
3. Sie ist nicht spezifisch für das auslösende Allergen.
4. Sie ist nicht durch die üblichen Allergietests zu ermitteln, sondern nur durch eine gezielte orale Provokation; jedoch ist sie nicht immer reproduzierbar, da sie durch zahlreiche exogene/endogene Faktoren wie Tageszeit, Streß, psychische Verfassung etc. beeinflußt wird [89, 237].

Verglichen mit allergischen Reaktionen durch die klassischen Nahrungsmittelallergene spielen die pseudoallergischen Reaktionen eine bisher noch untergeordnete, aber nicht zu unterschätzende Rolle [237]. Neben Lebensmittelzusatzstoffen kommen auch natürliche Inhaltsstoffe von Nahrungsmitteln (z. B. biogene Amine) und Salicylatderivate als potentielle Auslöser von Pseudoallergien in Betracht.

8.1 Lebensmittelzusatzstoffe

Definition

Lebensmittelzusatzstoffe sind chemische Substanzen, die Haltbarkeit, Konsistenz, Farbe oder Geschmack von Nahrungsmitteln verbessern sollen. Die wichtigsten Vertreter sind Konservierungsstoffe, Farbstoffe (natürliche und synthetische Farbstoffe), Antioxydantien, Stabilisatoren. Die Verwendung von Zusatzstoffen ist in Deutschland im Lebensmittel- und Bedarfsgegenständegesetz sowie in der Zusatzstoff-Verordnung geregelt [145].

Im allgemeinen sind nur solche Zusatzstoffe zugelassen, von denen der Nachweis der gesundheitlichen Unbedenklichkeit für den Verbraucher erbracht wurde sowie eine technische Notwendigkeit der Verwendung der Zusatzstoffe gegeben ist. Zudem darf deren Anwendung nicht zur Täuschung des Verbrauchers führen.

Die Zusatzstoff-Verordnung gibt nicht nur Auskunft, welche Zusatzstoffe eingesetzt werden dürfen (sogenannte Positivliste), sondern auch über den Verwendungszweck der Zusatzstoffe (sogenannte Anwendungsliste) sowie ihre Höchstmengen. Generell ist gesetzlich festgelegt, daß Zusatzstoffe in der Zutatenliste auf der Produktpackung deklariert werden müssen. Hierbei erfolgt die Aufzählung in mengenmäßig absteigender Reihenfolge. Zusatzstoffe wird man fast immer am Ende der Zutatenliste finden, denn ihr Gewichtsanteil am Gesamtprodukt ist nur gering.

Für die Zusatzstoffe werden häufig E-Nummern auf der Zutatenliste aufgeführt. Es handelt sich dabei um Codezahlen für die Lebensmittelzusatzstoffe, die in der Europäischen Wirtschaftsgemeinschaft (EWG) einheitlich definiert wurden.

Häufigkeit der Zusatzstoff-Intoleranz

Nicht vollständig geklärt ist bisher der Entstehungsmechanismus von Intoleranzerscheinungen nach dem Verzehr von diversen Zusatzstoffen [89, 237]. Fest steht aber, daß Zusatzstoff-Intoleranzen häufiger beim Erwachsenen und seltener bei Kindern beobachtet werden.

Die Häufigkeit von pseudoallergischen Reaktionen auf Zusatzstoffe wird in der Gesamtbevölkerung auf 1 bis 2% geschätzt [214].

8.1.1 Relevante Pseudoallergene

Die Nahrungsmittel, die üblicherweise die meisten Zusätze an Zusatzstoffen enthalten, sind im Bereich der Genußmittel zu finden.

Zu den potentiellen „Pseudoallergenen" gehören einmal diejenigen Zusatzstoffe, die chemisch produziert werden. Hierunter sind die Sorbinsäure (E200-203), Benzoesäure und Derivate (E210-219), Tartrazin (E102) und Glutamat (E621-625) die häufigsten problembehafteten Zusatzstoffe. Trotzdem muß von der leichtfertigen Meinung Abstand genommen werden, daß es sich bei den Pseudoallergenen immer nur um „Chemie" in den Lebensmitteln handelt. Es gibt auch relevante Zusatzstoffe natürlichen Ursprungs, die potentielle Pseudoallergene darstellen können (Tabelle 26). Zudem enthalten selbst einige Lebensmittel, wie z. B. Preiselbeeren, Heidelbeeren, Erdbeeren, Trauben und Zimt natürlicherweise den Konservierungsstoff Benzoesäure.

Die häufig geäußerten Bedenken, daß der Zusatzstoff Citronensäure (= Citrat) für Kinder mit Neurodermitis bedenklich sei, ist unbegründet, denn zum einen ist der Citratzusatz gering und zum anderen wird Citronensäure stetig im Körper (Intermediärstoffwechsel) synthetisiert und letztlich steht Citrat nicht im direkten Zusammenhang mit Zitrusfrüchten. Lediglich bei einem hohen Sensibilisierungsgrad gegenüber Aspergillus niger sind beim Verzehr industriell hergestellter Citronensäuren allergische Reaktionen hervorgerufen worden. Dies wird damit erklärt, daß ihre Produktion zu 90% auf Aspergillus niger beruht [183]. Damit ist der Übergang zur Schimmelpilzallergie-Problematik gegeben (siehe Kapitel 7).

Tab. 26: Zusatzstoffe natürlichen Ursprungs (Beispiele).

Name	E-Nummer	Herkunft
Beta-Carotin	160 a	Aus Pflanzenextrakten (Aprikosen, grünen Blattgemüsen, Hagebutten, Möhren, Orangen, Tomaten)
		Kann auch synthetisch hergestellt werden
Betain	162	Rote Beete
Johannisbrot-kernmehl	410	Extrakt aus den Samen des Johannisbrotbaums
Guarkernmehl	412	Aus Samen der Guarpflanze
Gummi arabicum	414	Getrocknete Gummiabsonderungen von Akazien

8.1.2 Praktische Konsequenz

Ist die Zusatzstoff-Intoleranz diagnostiziert worden, so muß das entsprechende Pseudoallergen aus der Kost eliminiert werden. Die Ernährung sollte ausschließlich aus frischen bzw. tiefgefrorenen Nahrungsmitteln bestehen, da sie naturbelassen sind.

Eine E-Nummern-Liste sowie eine Liste über erlaubte Nahrungsmittel ist für Betroffene von großer praktischer Bedeutung. Betroffene müssen sich deshalb bei vorverpackten Lebensmitteln anhand der Deklaration der verwendeten Zutaten und Zusatzstoffen (Zutatenliste) darüber informieren, was alles in einem bestimmten Produkt enthalten ist.

Allgemein sollte bewußter eingekauft werden. Damit sind viele Zusatzstoffe vermeidbar. Zudem bestimmt die Nachfrage das Angebot, so daß der Verbraucher einen wesentlichen Einfluß auf das Herstellerverhalten nehmen kann.

8.1.3 Bedeutung bei atopischer Dermatitis

Die Bedeutung der Zusatzstoffe für die Auslösung und Unterhaltung von atopischen Ekzemen im Kindesalter wird allgemein kontrovers diskutiert. Mittlerweile werden spezifische allgemein zusatzstofffreie Diäten für Neurodermitiker angegeben. Wie ist deren Einsatz zu bewerten? Es ist im allgemeinen nicht nachgewiesen, daß Zusatzstoffe eine atopische Dermatitis verschlimmern [52]. Generell sollte beobachtet werden, ob zur Zeit der durchgeführten Additiva-freien Diät eine merkliche Änderung des Hautzustandes eintritt. Tritt keine Besserung der Haut auf, dürfte wohl eine Zusatzstoff-Intoleranz ausgeschlossen sein.

Bei einem positiven Ansprechen der Additiva-freien Diät

sollen, wenn möglich, durch orale Provokation unter Überwachung eines Arztes die auslösenden Zusatzstoffe ermittelt und dann weiterhin aus der Kost eliminiert werden [237]. Ansonsten stellt aber eine unnötige Elimination aller Zusatzstoffe einen zu großen Aufwand dar.

8.1.4 Bedeutung bei Asthma bronchiale

Doppeltblind-Placebo-kontrollierte Studien haben gezeigt, daß der gelbe Farbstoff Tartrazin neben Urtikaria, Rhinitis und auch Asthma auslösen kann [225]. Anzumerken ist hierbei aber, daß Tartrazin heute zunehmend aus der Lebensmittelherstellung eliminiert wird.

Auch schwefelhaltige Verbindungen bzw. Sulfite, welche als Konservierungsmittel in Lebensmitteln vorkommen, können von großer Bedeutung für Allergiker sein [53, 237, 239] (siehe Tab. 27). Der Mechanismus der Sulfit-Intoleranz ist noch nicht ganz geklärt. Es wird eine IgE-vermittelte Überempfindlichkeit angenommen.

Tab. 27: Verschiedene schwefelhaltige Zusatzstoffe [145].

Zusatzstoff	E-Nummer
Schwefeldioxid, schwefelige Säure	E 220
Natriumsulfit	E 221
Natriumhydrogensulfit	E 222
Natriumdisulfit	E 223
Kaliumdisulfit	E 224
Calciumsulfit	E 226
Calciumhydrogensulfit	E 227
Kaliumhydrogensulfit	E 228

Die Häufigkeit der Sulfit-Intoleranz wird bei Asthmatikern mit 5 bis 10% angegeben [177]. Die Behandlung bei Sulfit-Intoleranz ist das Vermeiden der Nahrungsmittel, welche gewisse Mengen an Sulfiten enthalten. Dies kann ein Problem werden, da Sulfite in der Lebensmittelherstellung weit verbreitet verwendet werden.

Die Tabelle 28 zeigt eine Übersicht, welchen Lebensmitteln Schwefel-Verbindungen zugesetzt werden dürfen.

Tab. 28: Lebensmittel, denen Schwefeldioxid zugesetzt werden darf [145].

Lebensmittel	Höchstmenge an gesamter schwefeliger Säure, berechnet als Schwefeldioxid [in mg/kg bzw. mg/l]
1. Trockenfrüchte	
Aprikosen, Birnen, Pfirsiche	2000
Ananas, Äpfel, Quitten	2500
Weinbeeren (außer Korinthen), Bananen, Carambola, Guaven, Kumquat, Mango, Melone, Papayas, Tangarinen	1000
Zitronen	500
2. Glasierte, halbfeuchte Trockenfrüchte	1000
3. Kandierte Früchte, andere kandierte Pflanzenteile und Belegfrüchte	100
4. Zitronat und Orangeat	30
5. Ingwer in Sirup	50
6. Zerkleinerte Zitrusschalen für gewerbliche Backzwecke	125

Fortsetzung Tab. 28:

7. Rohe, geschälte Apfel- stücke für gewerbliche Backzwecke	80
8. Obstgeliersaft, flüssiges Pektin	800
9. Zerkleinerter Meerrettich	1000
10. Spargel, Sellerie, Zwiebeln, Blumenkohl, weiße Rüben, Pastinaken, Ingwer (nur getrocknete Erzeugnisse)	500
11. Zerkleinerte Zwiebeln, Zwiebeln in Essig, zerklei- nerter Knoblauch	300
12. Gemüse in Essig	100
13. Kartoffelerzeugnisse	
Kartoffeltrockenerzeug- nisse u. roher Kartoffelteig	100
tiefgefrorene Kartoffeler- zeugnisse	100
Geschälte, auch zerklei- nerte Kartoffeln	50
14. Trockenstärke, Maltodextrin	50
15. Gerstengraupen, Gersten- grütze	150
16. Sago	50
17. Luftgetrocknete Speisege- lantine	100
18. Zuckerarten	
Raffinierter Zucker, Halb- weißzucker, Dextrose (kri- stallwasserhaltig/kristall- wasserfrei)	15
Flüssigzucker, Invertflüssig- zucker, Invertzuckersirup (bezogen auf Trocken- Masse)	15
Glukosesirup, getrockneter Glukosesirup	20

Fortsetzung Tab. 28:

Glukosesirup zur ausschließlichen gewerbsmäßigen Herstellung von Zuckerwarenerzeugnissen	400
Getrockneter Glukosesirup zur ausschließlichen gewerbsmäßigen Herstellung von Zuckerwarenerzeugnissen	150
19. Hart- und Weichkaramellen, Fondanterzeugnisse	50
20. Aus Fruchtpürree und Fruchtmark hergestellte Erzeugnisse für Süßwaren und Backwaren	50
20a. Konfitüre einfach, Gelee einfach, Marmelade	50
21. Gärungsessig	50
22. Zitrussäfte und konzentrierte Zitrussäfte zur gewerbsmäßigen Weiterverarbeitung, ausgenommen solche zur Herstellung von zur Abgabe an den Verbraucher bestimmten Fruchtsäften, konzentrierten Fruchtsäften oder Fruchtnektaren	300
23. Würzmittel	300
24. Alkoholfreier Wein	120
25. Krebstiere	
Ungekocht	100
Gekocht	30
26. Andere, in den Nummern 1 bis 25 nicht aufgeführte Lebensmittel, ausgenommen Getreidemahlerzeugnisse und daraus hergestellte Teigwaren	10

Problematisch für Sulfit-überempfindliche Patienten ist, daß Lebensmittel mit Schwefelzusatz erst ab einem Gehalt über 50 mg/kg bzw. 50 mg/l durch die Angabe „geschwefelt" kenntlich gemacht werden müssen (LMBG § 8 Abs. 1.2). In diesem Fall kann nur eine pauschale Empfehlung zur Vermeidung „problematischer" Lebensmittel gegeben werden.

Tab. 29: Beispiele von Broncholytika mit Sulfit [180].

Broncholytika	Schwefelverbindung
1. Aerosole Alupent[®] (Boehringer Ingelheim)	Orciprenalinsulfat
Bellasthman [®] Medihaler (3 M Medica)	Isoprenalinsulfat
Bricanyl[®] Dosieraerosol (Astra)	Terbutalinsulfat
Etoscol[®] Dosier-Aerosol (Byk Gulden)	Hexoprenalinsulfat
2. Andere Zubereitung (z. B. Rotadisk, Tabletten) Asthmo-Kranit[®] Mono (Krewell)	Terbutalinsulfat
Asthmoprotect[®] retard (Azuchemie)	Terbutalinsulfat
Bricanyl[®] Tabletten (Astra)	Terbutalinsulfat
Butaliret[®] (Saar Stickstoff-Fatol)	Terbutalinsulfat
Salbutamol[®] (3 M Medica)	Salbutamolsulfat
Sultanol[®] (Glaxo)	Salbutamolsulfat
Terbuforton[®] (Plantorgan)	Terbutalinsulfat

Anzumerken ist in diesem Zusammenhang, daß schwefelhaltige Verbindungen auch in der Luft und in diversen
Medikamenten enthalten sind [237, 239]. Letzteres muß
vor allem in der medizinischen Behandlung von Sulfit-
empfindlichen Asthmatikern berücksichtigt werden. Wie
Tabelle 29 verdeutlicht, enthalten die zur inhalativen Asth-
mabehandlung verabreichten Aerosole Sulfite. Allergische
Reaktionen von Sulfit-empfindlichen Patienten auf diese
Broncholytika sind in der Literatur beschrieben worden [7,
37, 129, 130, 218, 232].

8.2 Acetylsalicylsäure (ASS)/Salicylate

Pseudoallergische Reaktionen auf Acetylsalicylsäure, welche in einigen Medikamenten (Schmerzmittel) enthalten ist
(Tab. 30), sind sehr oft beschrieben worden [54, 192, 217,
225, 241]. Acetylsalicylsäure (ASS) kann bei 30% der
Kinder mit Asthma bronchiale eine Bronchokonstriktion

Tab. 30: Beispiele von Medikamenten mit Acetylsalicylsäure [180].

Medikament	Gehalt an Acetylsalicylsäure
Monopräparate	
Acetylin® (Squibb-Heyden)	1 Tablette enthält: 500 mg
Alka-Seltzer® (Bayer)	1 Brausetablette enthält: 324 mg
Aspirin® (Bayer)	1 Tablette enthält: 500 mg

Fortsetzung Tab. 30:

Aspirin® 300 (Bayer)	1 Tablette enthält: 300 mg
Aspro 500® (Nicholas)	1 Brausetablette enthält: 500 mg
Aspro Tabletten® (Nicholas)	1 Tablette enthält: 320 mg
ASS 500® Stada (Stada)	1 Tablette enthält: 500 mg
ASS-Genat® (Azuchemie)	1 Tablette enthält: 500 mg
ASS-Ratiopharm 500® (Ratiopharm)	1 Tablette enthält: 500 mg
Bonakiddi® (Weimer)	1 Zäpfchen enthält: 250 mg
Contradol® (Merz & Co)	1 Pastille enthält: 130 mg
Contrheuma retard® (Spitzner)	1 Tablette enthält: 650 mg
Santasal® (Merckle)	1 Tablette enthält: 350 mg
Temagin® ASS 600 (Beiersdorf)	1 Tablette enthält: 600 mg
Kombinationspräparate	
Chephapyrin N® (Chephasaar)	1 Tablette enthält u. a.: 250 mg
Coffalon® (Stark)	1 Tablette enthält u. a.: 200 mg
Ditonal® (Athenstaedt)	1 Tablette enthält u. a.: 150 mg
Fineural N® (Molimin)	1 Tablette enthält u. a.: 250 mg
HA-Tabletten N® (Thomae)	1 Tablette enthält u. a.: 250 mg
Neuralgin N® (Pfleger)	1 Tablette enthält u. a.: 250 mg
Eu-Med S® (Med Fabrik)	1 Tablette enthält u. a.: 400 mg

auslösen [54]. Zudem kann ASS eine allergische Reaktion durch Erhöhung der Permeabilität der gastrointestinalen Mukosa potenzieren.

ASS selbst kommt in der Natur nicht vor. Einige Nahrungsmittel enthalten jedoch von Natur aus die Ausgangssubstanz Salicylsäure. Verarbeitungsprozesse derartiger Nahrungsmittel können entscheidend auf die Salicylatkonzentration Einfluß nehmen. Eine Orientierung über salicylathaltige Nahrungsmittel ist aus Tabelle 31 zu entnehmen.

Tab. 31: Salicylatgehalt diverser Lebensmittel [166, 211].

Lebensmittel	Salicylatgehalt [mg/kg]
Früchte	
Himbeeren	51,4
Rote Johannisbeeren	50,6
Schwarze Johannisbeeren	30,0
Aprikosen	25,8
Orangen	23,0
Ananas	21,0
Brombeeren	18,6
Preiselbeeren	16,4
Erdbeeren	13,6
Trauben	9,4
Kirschen	8,5
Grapefruit	6,8
Pfirsich	5,8
Wassermelone	4,8
Kiwi	3,2
Birne	2,7
Pflaume	2,1
Banane	0,1
Gemüse	
Endivien	19,0
Champignon	12,6
Rettich	12,4
Zucchini	10,6

Fortsetzung Tab. 31:

Kresse	8,4
Brokkoli	6,5
Spinat	5,8
Karotten	2,3
Blumenkohl	1,6
Spargel	1,4
Tomaten	1,3
Rhabarber	1,3
Kartoffeln	1,2
Erbsen	0
Bohnen	0
Sojabohne	0
Grünkohl	0
Sellerie	0
Gewürze	
Curry	2180
Paprika	2030
Oregano	660
Worchester-Sauce	643
Kumin	450
Senf	260
Anis	228
Cayenne-Pfeffer	176
Zimt	152
Schwarzer Pfeffer	62
Weißer Pfeffer	11
Knoblauch (frisch)	1
Lebensmittel in diversen Zubereitungsformen	
Tomate	
– frisch	1,3
– in Dosen	5,3
– Saft	1,8
– Mark	14,1
– Ketch-up	24,8
Trauben	
– frisch	9,4
– Rosinen	66,2
– Sultaninen	78,0
Oliven	
– grün	12,9
– schwarz	3,4

Zu betonen ist, daß eine ASS-Intoleranz nicht unmittelbar eine Salicylat-Unverträglichkeit zur Folge haben muß. Diskutiert wird, ob allein die Aufnahme salicylathaltiger Nahrungsmittel zu einer pseudoallergischen Reaktion führen kann. Bei dieser Diskussion müssen drei Aspekte berücksichtigt werden, damit es nicht zu einer Überbewertung der Salicylat-Intoleranz kommt:

- Durch die übliche Nahrung aufgenommenes Salicylat erreicht niemals die Menge einer einzigen ASS-haltigen Schmerztablette. Zudem geht man davon aus, daß Salicylat – wenn überhaupt – an sich eine geringere pseudoallergische Potenz als ASS aufweist.
- Bisher ist kein eindeutiger Beweis durch eine doppelt-blind-Placebo-kontrollierte Provokation erbracht worden, daß Salicylate eine pseudoallergische Reaktion auslösen [58].
- Die Tabelle 31 über salicylathaltige Nahrungsmittel darf auf keinen Fall alleinige Grundlage einer diätetischen Empfehlung sein. Diese sollte stets – je nach Verträglichkeit – individuell aufgestellt werden.

8.3 Biogene Amine

Pseudoallergische Reaktionen können auch durch biogene Amine ausgelöst werden [77, 157]. Ihre wichtigsten Vertreter sind Tyramin, Serotonin und Histamin.

Sie kommen vor allem in beachtlichen Mengen in mikrobiell verdorbenen Lebensmitteln, z. B. Fisch, Fleisch und Würsten, vor [3, 144, 146, 147]. Zudem werden sie in mikrobiell hergestellten Lebensmitteln (Hefeextrakt, Käse,

Tab. 32: Gehalt an Tyramin, Serotonin und Histamin in diversen Lebensmitteln [4, 146, 161].

Lebensmittel	Biogene Amine [mg/kg]
Tyramin	
Hefeextrakt	66–2256
Wurst	85–244
Sauerkraut	20–95
Avocado	23
Himbeeren	13,93
Bananen	7–11
Chianti-Wein	2–25
Bier	2
Fisch	0–500
Orangen	0–25
Milch	0–1
Käse	
Cheddar (14 Sorten)	72–953
Camembert, Brie, Emmentaler, Gruyère	bis 516
Holländischer Edamer	65,4
Histamin	
Emmentaler	41–2500
Österreichischer Emmentaler	110
Roquefort	bis 2300
Cheddar	bis 1300
Holländischer Gouda	29,5
Ungarischer Schafskäse	17,4
Holländischer Edamer	< 0,1
Serotonin	
Walnüsse	170–340
Bananen	23–78
Ananas	17–65
Tomaten	12
Avocado	10
Pflaumen	8–10

Sauerkraut, Rotwein) nachgewiesen, wobei sie hier als Aroma- und Geschmacksstoffe oder als deren Vorstufe eine wichtige Rolle spielen. Einige Nahrungsmittel enthalten jedoch auch von Natur aus biogene Amine. Der Gehalt an biogenen Aminen in verschiedenen Nahrungsmitteln ist in Tabelle 32 angegeben.

Pseudoallergische Reaktionen können entweder durch eine anormal hohe Aufnahme von biogenen Aminen selbst oder durch eine durch die biogenen Amine ausgelöste anormale Ausschüttung chemischer Mediatoren aus den Mastzellen [157] entstehen. Die Symptomatik einer pseudoallergischen Reaktion auf biogene Amine kann vielgestaltig sein: Im allgemeinen stehen Unwohlsein, Kopfschmerzen, Hautrötungen, Benommenheit, Quaddeln im Vordergrund, gelegentlich treten Erbrechen und Diarrhoe hinzu.

Die praktische Konsequenz der pseudoallergischen Reaktion auf biogene Amine besteht in dem Vermeiden der individuell nicht vertragenen Lebensmittel.

Literaturverzeichnis

[1] Aas, K.: The diagnosis of hypersensitivity to ingested foods. Clin. Allergy 8, 39–50 (1978)

[2] André, C., F. André, S. Cavagna: Zur Pathophysiologie der Nahrungs-mittelallergie. In: H. J. Reimann (Hrsg.): Nahrungsmittelallergien, 2. Aufl. Dustri-Verlag, München-Deisenhofen 1989

[3] Askar, A., H. Treptow: Biogene Amine in Lebensmitteln. Vorkommen, Bedeutung und Bestimmung. Ulmer Verlag, Stuttgart 1986

[4] Askar, A.: Biogene Amine in Lebensmitteln und ihre Bedeutung. Ernährungs-Umschau 29, 143–148 (1982)

[5] Bahna, S. L.: Milk allergy in infancy. Ann. Allergy 59, 131–136 (1987)

[6] Bahna, S. L., M. D. Gandhi: Milk hypersensitivity. 1. Pathogenesis and symptomatology. Ann. Allergy 50, 218–224 (1983)

[7] Baker, G. J., P. Collett, D. H. Allen: Bonchospasm induced by metabisulphite – containing foods and drugs. Med. J. Aust. 2, 614–617 (1981)

[8] Bauer, C. P.: Eliminationsdiät bei Nahrungsmittel-Allergie. In: C. B. Bauer, R. Urbanek (Hrsg.): Allergologie im Kindesalter. Hans Marseille Verlag, München 1990

[9] Bauer, C. P.: IgE-vermittelte Nahrungsmittelallergien bei Kindern. In: H. J. Reimann (Hrsg): Nahrungsmittelallergien, 2. Aufl. Dustri-Verlag, München-Deisenhofen 1989

[10] Bauer, C. P.: Allergiefrüherkennung bei Neugeborenen durch Bestim-mung des IgE im Nabelschnurblut mit einem Enzymimmunassay. Pädiatr. Prax. 33, 565 (1986)

[11] Bauer, C. P.: IgE-Bestimmung im Nabelschnurblut bei Neugeborenen von Müttern mit allergischer Erkrankung. Pädiatr. Prax. 35, 417 (1987)

[12] Belitz, H. D., W. Grosch: Lehrbuch der Lebensmittelchemie, 2. Aufl. Springer Verlag, Berlin-Heidelberg-New York-Tokyo 1985

[13] Berdel, D.: Nahrungsmittelallergie im Säuglingsalter. 13. Mönchen-gladbacher Allergie-Seminar 23./24. 11. 1990

[14] Bergmann, K. E.: Zur Einführung von hypoallergener Nahrung zur Allergieprophylaxe. In: E. Schmidt, G. Schöch (Hrsg.): Die Ernährung des Säuglings und Kindes. Hans Marsaille Verlag, München 1989

[15] Bergmann, K. E.: Zur Einführung des Säuglingstees auf Eiweißbasis. In: E. Schmidt, G. Schöch (Hrsg.): Die Ernährung des Säuglings und Kindes. Hans Marsaille Verlag, München 1989

[16] Bernhisel-Broadbent, J., S. Taylor, H. A. Sampson: Cross-allergenicity in the legume botanical family in children with food hypersensitivity. J. Allergy. Clin. Immunol. 84, 701–709 (1989)

[17] Berth-Jonas, J., R. A. C. Graham-Brown: Placebo-controlled trial of essential fatty acid supplementation in atopic dermatitis. Lancet 341, 1557–1560 (1993)

[18] Bleumink, E., E. Young: Studies on the atopic allergen in hen's egg. I. Identification of the skin reactive fraction in egg-white. Int. Arch. Allergy 35, 1–19 (1969)

[19] Bishop, J. M., D. J. Hill, C. S. Hosking: Natural history of cow milk allergy: Clinical outcome. J. Pediat. 116, 862–867 (1990)

[20] Bock, S. A.: Prospective appraisal of complaints of adverse reactions to food in children during the first 3 years of life. Pediatrics 78, 683–688 (1987)

[21] Bock, S. A., W. Y. Lee, L. K. Remigio, C. D. May: Studies of hypersensitivity reactions to foods in infants and children. J. Allergy. Clin. Immunol. 62, 327–334 (1978)

[22] Bock, S. A., F. M. Atkins: Patterns of food hypersensitivity during sixteen years of double-blind, placebo-controlled food challenges. J. Pediatr. 4, 561 (1990)

[23] Böhles, H.: Nahrungsmittelunverträglichkeiten. In: Böhles H. (Hrsg.): Ernährungsstörungen im Kindesalter. Wissenschaftliche Verlagsgesellschaft, Stuttgart 1991

[24] Bordoni, A., P. L. Biagi, M. Masi, G. Ricci, C. Fanelli, A. Patrizi, E. Ceccolini: Evening primrose oil (Efamol) in the treatment of children with atopic eczema. Drugs. Exp. Clin. Res. 14, 291–291 (1987)

[25] Borel, Y.: Cow's milk protein allergy. Bibl. Nutr. Dieta. 48, 55–60 (1991)

[26] Borelli, S., J. v. Mayenburg, E. Polster: Nahrungsmittelallergien – So ernähren Sie sich richtig. Falken Verlag, Niederhausen 1989

[27] Bruijnzeel-Koomen, C. A. F. M., F. C. van Reijsen, G. C. Mudde: Mechanisms in the pathogenesis of atopic dermatitis. Pediatr. Allergy. Immunol. 2, 8–11 (1991)

[28] Brügmann, J., F. Manz, G. Schöch: Praktische Hinweise zum Stillen. In: E. Schmidt, G. Schöch (Hrsg.): Die Ernährung des Säuglings und Kindes. Hans Marsaille Verlag, München 1989

[29] Burks, A. W., H. A. Sampson: A controlled trial of oral cromolyn in children with atopic dermatitis and documented food hypersensitivity. J. Allergy. Clin. Immunol. 81, 417–423 (1988)

[30] Bush, R. K., S. L. Taylor, J. A. Nordlee, W. W. Busse: Soyabean oil is not allergenic to soy bean-sensitive individuals. J. Allergy. Clin. Immunol. 76, 242–245 (1985)

[31] Cant, A. J.: Diet and the prevention of childhood allergic disease. Human Nutr. Appl. Nutr. 38 A, 455–468 (1984)

[32] Chandra, R. K., B. Gossart, H. L. Vis, J. Duchateau: Antibody against beta-Lactoglobulin (IgG) and cow's milk allergy. J. Allergy Clin. Immunol. 75, 207–212 (1985)

[33] Chandra, R. K. et al: Predictive value of cord blood IgE in the development of atopic disease and role of breast feeding in its prevention. Clin. Allergy. 15, 517–522 (1985)

[34] Chandra, R. K. et al.: Effect of feeding whey hydrolysate, soy and conventional cow milk formulas on incidence of atopic disease in high risk infants. Annals of Allergy 62, 102–106 (1989)

[35] Chandra, R. K. et al.: Cumulative incidence of atopic disorders in high risk infants fed whey hydrolysate, soy and conventional cow milk formulas. Annals of Allergy 67, 129–132 (1991)

[36] Chandra, R. K., G. Singh, B. Shridhara: Inzidenz allergischer Manifestationen in den ersten 3 Lebensjahren bei Säuglingen mit erhöhtem familiären Allergie-Risiko nach unterschiedlichen Ernährungsformen in den ersten 4–6 Monaten. American Society for Clinical Nutrition, Baltimore 2. 9. 1992 (Abstract)

[37] Dally, M. B., S. Kurrle, A. B. X. Breslin: Ventilatory effects of aerosol gentamicin. Thorax 33, 54–56 (1978)

[38] Dannaeus, A., M. Inganaes: A follow-up study of children with food allergy. Clinical course in relation to serum IgE and IgG antibodies levels to milk, egg and fish. Clin. Allergy 11, 533–539, 1981

[39] David, T. J.: Mechanisms of food intolerance. In: David, T. J. (ed.): Food and food additive intolerance in childhood. Blackwell Scientific Publications, London-Edinburgh-Boston-Melbourne-Paris-Vienna 1993

[40] David, T. J.: History, prevalence and natural history. In: David, T. J. (ed.): Food and food additive intolerance in childhood. Blackwell Scientific Publications, London-Edinburgh-Boston-Melbourne-Paris-Berlin-Vienna 1993

[41] David, T. J.: Antigens in cow's milk. In: David T. J. (ed.): Food and food additive intolerance in childhood. Blackwell Scientific Publications, London-Edinburgh-Boston-Melbourne-Paris-Berlin-Vienna 1993

[42] David, T. J.: Cow's milk protein intolerance: clinical features I. In: David T. J. (ed.): Food and food additive intolerance in childhood. Blackwell Scientific Publications, London-Edinburgh-Boston-Melbourne-Paris-Vienna 1993

[43] David, T. J.: Cow's milk protein intolerance: clinical features II. In: David T. J. (ed.): Food and food additive intolerance in childhood. Blackwell Scientific Publications, London-Edinburgh-Boston-Melbourne-Paris-Vienna 1993

[44] David, T. J.: Cow's milk protein intolerance management. In: David T. J. (ed.): Food and food additive intolerance in childhood. Blackwell Scientific Publications, London-Edinburgh-Boston-Meldbourne-Paris-Berlin-Vienna 1993

[45] David, T. J.: Heat treatment of cow's milk. In: David, T. J. (ed.): Food and food additive intolerance in childhood. Blackwell Scientific Publications, London-Edinburgh-Boston-Melbourne-Paris-Berlin-Vienna 1993

[46] David, T. J.: Protein Hydrolysate formulae II: Intolerance. In: David, T. J. (ed.): Food and food additive intolerance in childhood. Blackwell Scientific Publications, London-Edinburgh-Boston-Melbourne-Paris-Berlin-Vienna 1993

[47] David, T. J.: Uses and constituents of soya beans. In: David, T. J. (ed.): Food and food additive intolerance in childhood. Blackwell Scientific Publications, London-Edinburgh-Boston-Melbourne-Paris-Berlin-Vienna 1993

[48] David, T. J.: Soya protein intolerance. In: David, T. J. (ed.): Food and food additive intolerance in childhood. Blackwell Scientific Publications, London-Edinburgh-Boston-Melbourne-Paris-Berlin-Vienna 1993

[49] David, T. J.: Allergens in egg. In: David, T. J. (ed.): Food and food additive intolerance in childhood. Blackwell Scientific Publications, London-Edinburgh-Boston-Melbourne-Paris-Berlin-Vienna 1993

[50] David, T. J.: Egg intolerance I: clinical features. In: David, T. J. (ed.): Food and food additive intolerance in childhood. Blackwell Scientific Publications, London-Edinburgh-Boston-Melbourne-Paris-Berlin-Vienna 1993

[51] David, T. J.: Nuts-The food most commonly reported to provoke fatal anaphylaxis. In: David, T. J. (ed.): Food and food additive intolerance in childhood. Blackwell Scientific Publications, London-Edinburgh-Boston-Melbourne-Paris-Berlin-Vienna 1993

[52] David, T. J.: Additive types, uses and public perception. In: David, T. J. (ed.): Food and food additive intolerance in childhood. Blackwell Scientific Publications, London-Edinburgh-Boston-Melbourne-Paris-Berlin-Vienna 1993

[53] David, T. J.: Sulphite-May be important in asthma. In: David, T. J. (ed.): Food and food additive intolerance in childhood. Blackwell Scientific Publications, London-Edinburgh-Boston-Melbourne-Paris-Berlin-Vienna 1993

[54] David, T. J.: Aspirin and Salicylate intolerance. In: David, T. J. (ed.): Food and food additive intolerance in childhood. Blackwell Scientific Publications, London-Edinburgh-Boston-Melbourne-Paris-Berlin-Vienna 1993

[55] David, T. J.: General principles of elimination diets. In: Davis, T. J. (ed.): Food and food additive intolerance in childhood. Blackwell Scientific Publications, London-Boston-Melbourne-Paris-Berlin-Vienna 1993

[56] David, T. J.: Trigger of atopic eczema. In: David, T. J. (ed.): Food and food additive intolerance in childhood. Blackwell Scientific Publications, London-Edinburgh-Boston-Melbourne-Paris-Berlin-Vienna 1993

[57] David, T. J.: Food intolerance and asthma. In: David, T. J. (ed.): Food and food additive intolerance in childhood. Blackwell Scientific Publications. London-Edinburgh-Boston-Melbourne-Paris-Berlin-Vienna 1993

[58] David, T. J.: Food additives and salicylates. In: David, T. J. (ed.): Food and food additive intolerance in childhood. Blackwell Scientific Publications, London-Edinburgh-Boston-Melbourne-Paris-Berlin-Vienna 1993

[59] Deutsche Gesellschaft für Ernährung (DGE): Empfehlungen für die Nährstoffzufuhr, 4. Aufl. Umschau Verlag, Frankfurt/Main 1985

[60] Deutsche Gesellschaft für Kinderheilkunde – Ernährungskommission: Einführung von Beikost in die Ernährung des Säuglings. Kinderarzt 17, 1455–1456 (1986)

[61] Deutsche Gesellschaft für Kinderheilkunde – Ernährungskommission: Empfehlungen zum Stillen in den ersten Lebenstagen. Pädiatr. Prax. 38, 323 (1989/90)

[62] Devlin, J., R. H. J. Stanton, T. J. David: Calcium intake and cow's milk free diets. Arch. Dis. Child. 64, 1183–1184 (1989)

[63] Dialog Service Medizin: Adressenverzeichnis 1992 – Wer? Wo? Was? Köln, Bonner Str. 211

[64] Dohmen, B.: Neurodermitis und Vollwerternährung. Ernährungs-Umschau 9, 374 (1990)

[65] Donovan, K. L., J. Peters: Vegetable burger allergy: all was nut as it appeared. Br. Med. J. 300, 1378 (1990)

[66] Drouve, U.: Eisen und Eisenmangelanämien bei Früh- und Reifgeborenen. Diplomarbeit 1985

[67] Duden: Das Wörterbuch medizinischer Fachausdrücke, 5. Aufl. Meyers Lexikonverlag, Mannheim-Leipzig-Wien-Zürich 1992

[68] Ebbeling, W. L., S. L. Bahna: Food allergy diagnosis. Nutr. Res. 12, 137–144 (1992)

[69] Eich, E.: Milchersatzprodukte. Herausgegeben vom Auswertungs- und Informationsdienst für Ernährung, Landwirtschaft und Forsten (AID) e.V., Bonn

[70] EG-Kommission: Stellungnahme des wissenschaftlichen Lebensmittelausschusses der EG-Kommission (SCF) zu hypoallergenen hypoantigenen Säuglingsnahrungen. 9. 12. 1991

[71] Elmadfa, I., D. Fritzsche, H.-D. Cremer: Die große Vitamin- und Mineralstofftabelle. Gräfe und Unzer Verlag, München 1984

[72] Evans, S., D. Skea, J. Dolovitch: Fatal reaction to peanut antigen in almond icing. Can. Med. Ass. J. 139, 231–232 (1988)

[73] Exl, B.-M.: Bedarfsangepaßte Ernährung des reifen Neugeborenen in den ersten Lebenstagen. Nestlé Wisschenschaftlicher Dienst

[73a] Exl, B.-M., Y. Vandenplas: Alimentäre Allergieprävention mit hypoallergenen Säuglingsnahrungen. Nestlé Wissenschaftlicher Dienst 1995

[74] Fahrländer, H.: Die Nahrungsmittelallergien und Diagnose von Nahrungsmittelallergien. Dtsch. med. Wschr. 107, 1890 (1982)

[75] Fergusson, D. M.: Eczema and infant diet. Clin. Allergy 11, 325–331 (1981)

[76] Fergusson, D. M.: Early solid feeding and recurrent childhood Eczema: a 10-year longitudinal study. Pediatrics 86 (4), 541–546 (1990)

[77] Finn, R.: Pharmacological actions of food. In: J. Brostoff, S. J. Challacombe (eds.): Food allergy and intolerance. Baillière Tindall, London 1987

[78] Fischer, M., L. Andrzejewski: Ist eine Allergieprophylaxe im Säuglingsalter möglich? Milupa wissenschaftliche Information Heft 1, 1988

[79] Fischer, C. M. et al: Calciumalternative: angereicherte Fruchsäfte zum Einfluß der Fruchtsaftsorte auf die Calciumretention. Ernährungs-Umschau 4, 172 (1990)

[80] Ford, R. P. K., B. Taylor: Natural history of egg hypersensitivity. Arch. Dis. Child. 57, 649–652 (1982)

[81] Foucard, T.: Development of food allergies with special reference to cow's milk allergy. Pediatrics (Suppl.) 177–181 (1985)

[82] Furlan, J., S. Suskovic, A. Rus: The effect of food on bronchial response in adult asthmatic patients and the protective role of ketotifen. Allergol. Immunopathol. 15, 73–81 (1987)

[83] Gerrard, J. W.: Cow's milk and breast milk. In: J. Brostoff, S. J. Challacombe (eds.): Food allergy and intolerance. Baillière Tindall, London 1987

[84] Gerrad, J. W., J. W. A. Mac Kenzie, N. Goluboff, J. Z. Garson, C. S. Maningas: Cow's milk allergy: prevalence and manifestations in an unselected series of newborn. Acta Paed. Scand. 234 (Suppl) 1–21 (1973)

[85] Ghisolfi, J., C. Grandpierre, M. Abbal, E. Ohayon: Immunogenicity and antigenicity of various peptides and proteins in cow's milk protein intolerance. In: B. Koletzko, A. Okken, J. Rey, B. Salle, J. P. Van Biervliett (eds.): Recent advances in infant feeding. Thieme, Stuttgart-New York 1992

[86] Gjesing, B., O. Osterballe, B. Schwartz, U. Wahn, H. Lowenstein: Allergen-specific IgE antibodies against antigenic components in cow milk and milk substitutes. Allergy 41, 51–56 (1986)

[87] Grüne Liste 1992 – Verzeichnis diätetischer und diätgeeigneter Lebensmittel. Diätverband – Bundesverband der Hersteller von Lebensmitteln für besondere Ernährungszwecke e.V.. Editio Cantor Verlag, Aulendorf 1992

[88] Grüttner, R.: Kuhmilchallergie. Pädiatr. Praxis 31, 66 (1985)

[89] Häberle, M., H.-J. Reimann: Pseudoallergische Reaktionen. In: H.-J. Reimann (Hrsg.): Nahrungsmittelallergien, 2. Aufl. Dustri-Verlag, München-Deisenhofen 1989

[90] Häberle, M.: Pseudoallergische Reaktionen auf Konservierungsstoffe und Farbstoffe. Ernährungs-Umschau 36, 8 (1989)

[91] Hamburger, R. N.: General strategies for prevention of atopic disease: a review of current state of knowledge. Nutr. Res. 12. 102–107 (1992)

[92] Hammer, H.: Provocation with cow's milk and cereals in atopic dermatitis. Acta Dermatovener (Stockh.) 57: 159–163 (1977)

[93] Haschke, F., B. Pietschnig, A. Böck, C. Huerner, H. Vanura: Schützt Stillen vor atopischen Erkrankungen? Pädiat. Pädol. 25, 415–429 (1990)

[94] Heiner, D. C.: Allergy cow's milk. New Engl. Soc. Allergy Proc. 2, 192 (1981)

[95] Heyer, N.: Allergiediagnostik in der Praxis. 12. Mönchengladbacher Allergie-Seminar 24./25. 11. 1989

[96] Hill, D. J., C. S. Hosking: Patterns of clinical disease associated with cow milk allergy in childhood. Nutr. Res. 12, 109–121 (1992)

[97] Hill, P. J.: Clinical recognition of the child with food allergy. Ann. Allergy 59, 141–145 (1987)

[98] Hitzig, W. H.: Immunologische Grundlagen der IgE-vermittelten Allergie. Allergology 11 (1987)

[99] Hirsch, T. H., H. Thiess, J. Collatz: Mitarbeit der Eltern bei Atopieprävention im Säuglingsalter. Pädiat. Prax. 45, 341–346 (1993)

[100] Hötzel, D., C. Küpper, B. Kling-Steines: Versorgungszustand der Bevölkerung der BRD mit Nahrungscalcium – Verbesserungsmöglichkeiten. Vitamin-Mineralstoff-Spurenelemente 2, 57 (1988)

[101] Hoffmann, D. R.: Immunochemical identification of the allergens in egg white. J. Allergy Clin. Immunol. 71, 481–486 (1983)

[102] Holen, E., S. Elsayed: Characterization of four major allergens of hen egg white by IEF/SDS-PAGE combined with electrophoretic transfer and IgE-immunoautoradiography. Int. Arch. Allergy. Appl. Immunol. 91, 136–141 (1990)

[103] Homo, F., F. Russo-Marie, M. Papiernik: Prostaglandin secretion by human thymic epithelium: in vitro effects of steroids. Prostaglandins 22, 377–385 (1981)

[104] Høst, A., S. Halken: A prospective study of cow milk allergy in Danish infants during the first 3 years of life. Clinical course in relation to clinical and immunological type of hypersensitivity reaction. Allergy 45, 587–596 (1990)

[105] Høst, A.: The influence of early allergen contact on the development of atopy in childhood. Allergology 12, 186 (1989)

[106] Høst, A., S. Huby; O Osterballe: A prospective study of cow's milk allergy in exclusivlely breast-fed infants. Acta Paediatr. Scand. 77, 663 (1988)

[107] Jakobsson, J., T. Lindberg: Cow's milk as a cause of infantile cholic in breast-fed-infants. Lancet 2, 437 (1978)

[108] James, J. M., H. A. Sampson: An overview of food hypersensitivty. Pediatr. Allergy. Immunol. 3, 67–78 (1992)

[109] Jarisch, R: Atopiesyndrom: Familiäre Faktoren, Allergie- und andere Umweltfaktoren. Allergology 10, 487 (1987)

[110] Jonas, A.: Wheat-sensitive – but not coeliac. Lancet 2, 1047 (1978)

[111] Jones, E. G., D. G. Kelts: Milks and formulas. In: Manual of pediatric nutrition. Little, Brown and Company, Boston-Toronto 1984

[112] Jorde, W.: Schimmelpilz-Allergene – ein relevantes Problem? 31. Fortbildungstagung des VDD von 12.–14. 4. 89. Kurzfassung in Ernährungs-Umschau 5, 192 (1989)

[113] Jorde, W., M. Schata, K. L. Tschaikowski: Häufige und seltene (unerwartete) Allergene in Nahrungsmitteln. In: H.-J. Reimann (Hrsg.):

Nahrungsmittelallergien, 2. Aufl. Dustri Verlag, München-Deisenhofen 1989

[114] Jorde, W.: Allergische Erkrankungen durch Schimmelpilze. Dustri Verlag, München-Deisenhofen 1989

[115] Jorg, W.: Abklärung atopischer Allergien. Therap. Umschau 46, 596 (1989)

[116] Jost, R., J. J. Pahud: Hypoallergene Formen auf Basis von hydro-lysiertem Milcheiweiß. In: F. Haschke (Hrsg.): Protein in der Säug-lingsernährung. Enke Verlag, Stuttgart 1988

[117] Juntunen, K., S. Ali-Yrkkö: Goat's milk for children allergic to cow's milk. Kiel. Milchwirt. Forschungsber. 35, 439–440 (1983)

[118] Kajosaari, M.: Food allergy in Finnish children aged to 6 years. Acta Paediatr. Scand. 71, 815-819 (1982)

[119] Kalker, U., D. Hoffmann: Diagnostik von Nahrungsmittelallergien im Kindesalter. Pädiat. Prax. 41, 251-262 (1990/1991)

[120] Kelts, D. G.: Immune disease of gastrointestinal tract. In: Manual of pediatric nutrition. Little, Brown and Company, Boston-Toronto 1984

[121] Kersting, M., G. Schöch: Aktuelles Interview: Kinderernährung Teil 1. Ernährungs-Umschau 2, B5 (1990)

[122] Kersting, M., G. Schöch: Beikostmahlzeiten als Bausteine einer aus-gewogenen Energie- und Nährstoffzufuhr in Säuglingsalter. In: E. Schmid, G. Schöch (Hrsg.): Die Ernährung des Säuglings und Kindes. Hans Marseille Verlag, München 1989

[123] Kjellmann, N.-J. M.: Allergy prevention: does maternal food intake during pregnancy or lactation influence the development of atopic disease during infancy? Nestlé Nutr. Workshop Series 15, 197–201 (1988)

[124] Kjellmann, N.-J. M.: Atopic disease in seven year old children. Acta Paediatr. Scand. 66, 465 (1977)

[125] Kjellmann, N.-J. M. et al: Epidemiology and prevention of allergy. Immunol. Allergy. Practice 10, 393 (1988)

[126] Kjellmann, N.-J. M.: Epidemiologie und Vorhersage von atopischen Krankheiten. Symposium der Schweizerischen Neonatologiegruppe. Winterthur April 1990

[127] Kjellmann, N.-J. M., S. Johannson: IgE and atopic allergy in newborn and infants with family history of atopic disease. Acta Paediatr. Scand. 65, 601 (1976)

[128] Kjellmann, M.: Atopie-Früherkennung und Prophylaxe. In: U. Wahn, R. Seger, V. Wahn, (Hrsg.): Pädiatrische Allergologie und Immunologie in Klinik und Praxis. Gustav Fischer Verlag, Stuttgart-New York 1987

[129] Koepke, J. W., J. C. Selner, A. L. Dunhill: Presense of sulfur dioxide in commonly used bronchodilator solutions. J. Allergy. Clin. Immunol. 72, 504–508 (1983)

[130] Koepke, J. W., K. L. Christopher, H. Chai, J. C. Seiner: Dose-dependent bronchospasm from sulfites in isoetharine. J. Am. Med. Ass. 251, 2982–2983 (1984)

[131] Koletzko, B., E. Schmidt: Nutritional and dietetic aspects of food allergy and food intolerance in childhood. In: J. C. Somogyi, H. R. Müller, T. Ockhuizen (eds.): Food allergy and food intolerance. Nutritional aspects and developments. Bibl. Nutr. Dieta. Karger Basel 1991

[132] Krämer, R.: Asthma bronchiale im Kindesalter. In: E. Rossi (Hrsg.): Pädiatrie, 2. Aufl. Thieme Verlag, Stuttgart 1989

[133] Kramer, M. S.: Does breast feeding help protect against atopic disease? Biology, methodology and a golden jubilee of controversy. J. Pediatr. 112, 181–190 (1988)

[134] Kraus, H.: Bedeutung der Oligosaccharide für die Ernährung des Neugeborenen. In: K. Baerlocher, U. Wachtel (Hrsg.): Bedeutung hochmolekularer Kohlenhydrate in Säuglings- und Kinderernährung. Thieme, Stuttgart 1984

[135] Kruse, K.: Tagesbedarf an Calcium. Pädiatr. Praxis 36, 76 (1987/88)

[136] Küpper, C., B. Klinges-Steines, D. Hötzel: Die Bioverfügbarkeit von Calcium aus der Nahrung. Vitamine-Mineralstoffe-Spurenelemente 2, 62–69 (1990)

[137] Kushimoto, H., T. Aoki: Masked typ I wheat allergy relation to exercise-induced anaphylaxis. Arch. Dermatol. 121, 355–360 (1985)

[138] Langeland, T., K. Aas: Allergy to hen's egg white: clinical and immunological aspects. In: J. Brostoff, S. J. Challacombe (eds.): Food allergy and food intolerance. Baillière Tindall, London 1987

[139] Langeland, T.: A clinical and immunological study of allergy to hen's egg white. III. Allergens in hen's egg white studied by crossed radio-immunoelectrophoresis (CRIE). Allergy 37, 521–530 (1982)

[140] Langeland, T., O. Harbitz: A clinical and immunological study of allergy to hen's egg white. V. Purification and identification of a major allergen (antigen 22) in hen's egg white. Allergy 38, 131–139 (1983)

[141] Langeland, T.: A clinical and immunological study of allergy to hen's egg white. VI. Occurrence of proteins cross-reacting with allergens in hen's egg white as studied in egg white from turkey, duck, goose, seagull and in hen egg yolk and hen chicken sera and flesh. Allergy 38, 399-412 (1983)

[142] Langen, M. L.: Therapeutische Aspekte bei Nahrungsmittelallergie. In: H. J. Reimann (Hrsg.): Nahrungsmittelallergien, 2. Aufl. Dustri Verlag, München-Deisenhofen 1989

[143] Lentze, M. J.: Ernährung von allergiegefährdeten Neugeborenen und Säuglingen. In: F. Haschke (Hrsg.): Protein in der Säuglingsernährung. Enke Verlag, Stuttgart 1988

[144] Lembke, A.: Histamin, eine wenig beachtete Noxe in Nahrungs- und Genußmitteln. Milchwissenschaft 33, 614–616 (1978)

[145] Lebensmittelrecht Textsammlung Band I–III, C. H. Beck'sche Verlagsbuchhandlung, München, Stand: 1. November 1992

[146] Lindner, F.: Toxikologie der Nahrungsmittel, 3. Aufl. Thieme, Stuttgart 1986

[147] Lüthy J., C. Schlatter: Biogene Amine in Lebensmitteln: Zur Wirkung von Histamin, Tyramin und Phenylethylamin auf den Menschen. Z. Lebensm. Unters. Forsch. 177, 439–443 (1983)

[148] Machtinger, St., R. Moss: Cow's milk allergy in breast-fed infant: The role of allergen and maternal secretory IgA – antibody. J. Allergy. Clin. Immunology 341 (1986)

[149] Manku, M. S., D. F. Horrobin, N. Morse, V. Kyte, K. Jenkins, S. Wright, J. L. Burton: Reduced levels of prostaglandin precursors in the blood of atopic patients: defective delta-6-desaturase function as a biochemical basis for atopy. Prostaglandins Leukot. Med. 9, 615–628 (1982)

[150] Marini, A., M. Agosti, G. Motta: A dietary prevention programm including hydrolyzed formula for high risk atopic babies: 0–25 months follow up. In: B. Koletzko, A. Okken, J. Rey, B. Salle, J. P. van Biervliet (eds.): Recent advances in infant feeding. Thieme, Stuttgart 1992

[151] Marini, A. et al.: Prevenzione dieteetica in neonati ad alto rischio atopico. Follow-up 0–36 mesi: valutazioni cliniche e di laboratorio. Riv. Ital. Pediatr. (LJP) 16, 391–398 (1990)

[152] Melink, B. C., G. Plewig: Is the origin of atopy linked to deficient conversion of ω-6-fatty acids to prostaglandin E1? J. Am. Acad. Dermatol. 21, 557–563 (1989)

[153] Merfort, J., E. Schmidt: Säuglings- und Kindertees – Pharmakologie und Anwendung; In: E. Schmidt, G. Schöch (Hrsg.): Die Ernährung des Säuglings und Kindes. Hans Marsaille Verlag, München 1989

[154] Milupa S. A.: Pregomin – Hypoallergene Spezialdiät. Ernährungswissenschaftliche Information von Milupa

[155] Miller, J. R., H. A. Orgel, E. O. Meltzer: The safety of egg-containing vaccines for egg-allergic-patients. J. Allergy Clin. Immunol. 71, 568–573 (1983)

[156] Moneret-Vautrin, D. A.: Food intolerance masquerading as food allergy: false food allergy. In: Brostoff, S. J. Challacombe (eds.): Food allergy and intolerance. Baillière Tindall, London 1987

[157] Monerat-Vautrin, D. A., Y. Maria: Pseudo-allergic reactions to food. In: H. K. Harms, U. Wahn (eds.): Food allergy in infancy and childhood. Springer Verlag, Berlin-Heidelberg-New York-London-Paris-Tokyo 1989

[158] Morse, P. F., D. F. Horrobin, M. S. Manku, J. C. M. Stewart, R. Allen, S. Littlewood et al.: Meta-analysis of placebo-controlled studies of the efficacy of Epogam in the treatment of atopic eczema. Relationship between plasma essential fatty acid changes and clinical response. Br. J. Dermatol. 121, 75–90 (1989)

[159] Müller, D. et al.: Calcium-Citrat-Malat (CCM) – Eine alternative Calciumquelle. Ernährungs-Umschau 5, 202 (1990)

[160] Novembre, E., M. Martino, A. Vierucci: Foods and respiratory allergy. J. Allergy Clin. Immunol. 81, 1059–1065 (1988)

[161] Pechanek, U., G. Blaicher, W. Pfannhauser, H. Woidich: Beitrag zur Untersuchung biogener Amine in Käse und Fischen. Z. Lebensm. Unters. Forsch. 171, 420–424 (1980)

[162] Perkkiö, M., E. Savilahti: Time of appearance of Immunoglobulin-containing cells in the mucosa of the neonate intestine. Paediatr. Res. 14, 953 (1988)

[163] Pike, M. G., D. J. Atherton: Atopic eczema. In: J. Brostoff, S. J. Challacombe (eds.): Food allergy and intolerance. Baillière Tindall, London 1987

[164] Pike, M. G.: Few food diets in the treatment of atopic eczema. Archieves of Disease in Childhood 64, 1691–1698 (1989)

[165] Polster, E.: Erfahrungen der Diätassistentin in der Diagnose und Therapie von Nahrungsmittelallergien. Ernährungsumschau Sonderheft 1986

[166] Polster, E.: Die praktische Durchführung der Diät bei Allergiekranken. Ernährungsumschau 28, 68–71 (1981)

[167] Pohlandt, F., A. Wolf: Präventionsnahrungen. Pädiat. Prax. 44, 459–460 (1992)

[168] Porras, O., B. Carlsson, S. P. Fällström, L. A. Hanson: Detection of soy protein in soy lecithin, margarine and occasionally soy oil. Int. Arch. Allergy. Appl. Immunol. 78, 30–32 (1985)

[169] Rampal, P., B. Veyres, M. L. Montoya, X. Hebuterne: Intolérance aux protéines du lait de vache chez l'enfant. Sem. Hop. Paris 63, 79–82 (1987)

[170] Rebmann, H., H. Bächle: Muttermilchernährung und Manifestation atopischer Erkrankung. Pädiatr. Praxis 38, 83 (1989)

[171] Rebmann, H.: Neurodermitis bzw. Atopieprophylaxe. Pädiatr. Praxis 36, 279 (1987/88)

[172] Reimann, H. J., J. Lewin, U. Schmidt: Klinische Manifestation der Nahrungsmittelallergie außerhalb des Gastrointestinaltraktes. In: H. J. Reimann (Hrsg.): Nahrungsmittelallergien, 2. Aufl. Dustri-Verlag, München-Deisenhofen 1989

[173] Reimann, H. J., J. Lewin: Unverträglichkeitsreaktionen gegenüber Nahrungsmittelzusatzstoffen. In: H. J. Reimann (Hrsg.): Nahrungs-mittelallergien, 2. Aufl. Dustri-Verlag, München-Deisenhofen 1989

[174] Riedel, F.: Schadstoffe als Wegbereiter allergischer Atemwegserkran-kungen. Allergologie 11, 319 (1988)

[175] Ring, J.: Diagnostische Probleme bei Nahrungsmittelallergien. In: H. J. Reimann (Hrsg.): Nahrungsmittelallergien, 2. Aufl. Dustri Verlag, München-Deisenhofen 1989

[176] Ring, J.: Nahrungsmittelalergie und atopisches Ekzem. In: H. J. Rei-mann (Hrsg.): Nahrungsmittelallergien, 2. Aufl. Dustri Verlag, Mün-chen-Deisenhofen 1989

[177] Ring, J.: Pseudoallergische Nahrungsmittel-Unverträglichkeiten durch Konservierungs- und Farbstoffe. In: U. Wahn, R. Seger, V. Wahn

(Hrsg.): Pädiatrische Allergologie und Immunologie in Klinik und Praxis. Gustav Fischer Verlag, Stuttgart-New York 1987

[178] Roitt, J. M., J. Brostoff, D. K. Male: Kurzes Lehrbuch der Immunologie. Thieme Verlag, Stuttgart 1987

[179] Roth, E. et al.: Rezeptsammlung für Milch- und Ei-freie Ernährung; AAK-Informationsbroschüre, 2. Auflage 1988

[180] Rote Liste 1990. Bundesverband der Pharmazeutischen Industrie e.V. (Hrsg.). Editio Cantor, Aulendorf 1990

[181] Rugo, E., R. Wahn, U. Wahn: How allergic are hypoallergenic infant formulae. Clinical and Experimental Allergy 22, 635–639 (1991)

[182] Rugo, E., U. Wahn: In-vivo-Untersuchungen zur residualen Allergenaktivität von Hydrolysatnahrungen. Mschr. Kinderheilkd. 140, 472–475 (1992)

[183] Schata, M.: Schimmelpilzallergie. 13. Mönchengladbacher Allergie-Seminar 23./24. 11. 1990

[184] Schlemmer, P., C. P. Bauer: IgE-vermittelte Nahrungsmittelallergie im Säuglingsalter. In: F. Haschke (Hrsg.): Protein in der Säuglingsernährung. Enke Verlag, Stuttgart 1988

[185] Schmidt, E.: Atopieprophylaxe durch hypoallergene Nahrungen. In: F. Haschke (Hrsg.): Protein in der Säuglingsernährung. Enke Verlag, Stuttgart 1988

[186] Schöch, G.: Immunologische und ethische Aspekte des Stillens. In: E. Schmidt, G. Schöch (Hrsg.): Die Ernährung des Säuglings und Kindes. Hans Marsaille Verlag, München 1989

[187] Schöch, G.: Immunologische und ethologische Aspekte des Stillens. Mschr. Kinderheilkd. 134, 396–402 (1986)

[188] Schreier, K.: Ernährung des Neugeborenen bei verspätetem Milcheinschuß. Pädiatr. Praxis 32, 15 (1985/86)

[189] Schweizerische Gesellschaft für Pädiatrie – Ernährungskommission: Empfehlungen für die Säuglingsernährung. Schweiz. Ärztezeitung 42, 1613–1616 (1993)

[190] Schröter, W.: Ernährung des Neugeborenen. In: H. Ewerbeck (Hrsg.): Säuglingsernährung heute. Springer Verlag, Berlin-Heidelberg-New York-London-Paris-Tokyo 1982

[191] Schroten, H., B. Koletzko: Immunologische Aspekte menschlicher Milch. Ernähr. Umschau 38, 484–489 (1991)

[192] Schuhl, J. F., J. G. Pereyra: Oral acetylsalicylic acid (aspirin) challenge in asthmatic children. Clin. Allergy 9, 83–88, 1979

[193] Schwartz, A. D.: Hematologic aspects of gastrointestinal disease. In: J. Gruboski (ed.): Gastrointestinal problems in the infant. W. B. Saunders Company, Philadelphia-London-Toronto 1975

[194] Saarinen, U. M.: Atopie-Prophylaxe: Die Rolle verlängerten Stillens und einer späteren Gabe fester Beikost. In: U. Wahn (Hrsg.): Aktuelle Probleme der Pädiatr. Allergologie. Gustav Fischer Verlag, Stuttgart-New York 1983

[195] Sawatzki, G., G. Georgi: Hypoallergene Nahrungen: Therapie und Prophylaxe der Kuhmilch-Eiweiß-Allergien beim Säugling. Ernährungsumschau 4, 132 (1989)

[196] Savilahti, E., P. Kuitunen, J. K. Visakorp: Cow's milk allergy. In: E. Lebenthal (ed.): Textbook of gastro-enterology and nutrition in infancy, 2nd ed. Raven Press, New York 1989

[197] Seger, R., R. Lauener, M. Kjellmann: Immunologische Grundlagen IgE-vermittelter Allergien. Therap. Umschau 46, 588 (1989)

[198] Shmerling, D. A.: Frühverabreichung von Kuhmilch und Sensibilisierung des gestillten Säuglings. Pädiatr. Praxis 27, 665 (1980)

[199] Souci-Fachmann-Kraut: Food composition and Nutrition Tables 1986/87. Wissenschaftliche Verlagsgesellschaft, Stuttgart 1986

[200] Soothill, J. F.: Prevention of food allergy. In: J. Brostoff, S. J. Challacombe (eds.): Food allergy and intolerance. Baillière Tindall, London 1987

[201] Stemmann, E. A. et al.: Neue Wege der Behandlung der atopischen Dermatitis (der Neurodermitis, des endogenen Ekzems). Pädiatr. Prax. 39. 305 (1989/90)

[202] Stickl, A.: Proteinallergie und -intoleranz. In: F. Haschke (Hrsg.): Protein in der Säuglingsernährung. Enke Verlag, Stuttgart 1988

[203] Stinzig, G., R. Zetterström: Cow's milk allergy, incidence and pathogenetic role of early exposure to cow's milk formula. Acta Paediatr. Scand. 68, 383 (1979)

[204] Stögmann, W.: Neurodermitis. 16. Herbst-Seminar-Kongress des Berufsverbandes der Kinderärzte Deutschlands e.V., Bad Orb 1988

[205] Strannegard, I.-L., L. Svennerholm, Ö. Strannegard: Essential fatty acids in serum lecithin of children with atopic dermatitis and in umbilical cord serum of infants with high or low IgE levels. Int. Arch. Allergy Appl. Immunol. 82, 422–423 (1987)

[206] Strobel, S.: Immune responses of the young to foods developmental aspects of food allergy. In: H. K. Harms, U. Wahn (eds.): Food allergy in infancy and childhood. Springer Verlag, Berlin-Heidelberg-New York-London-Paris-Tokyo 1989

[207] Strobel, S.: Nahrungsmittel-Allergien mit gastrointestinaler Symptomatik. In: U. Wahn, R. Seger, V. Wahn (Hrsg.): Pädiatrische Allergologie und Immunologie in Klinik und Praxis. Gustav Fischer Verlag, Stuttgart-New York 1987

[208] Strobel, S.: Nahrungsmittel als Allergene. In: U. Wahn, R. Seger, V. Wahn (Hrsg.): Pädiatrische Allergologie und Immunologie in Klinik und Praxis. Gustav-Fischer Verlag, Stuttgart-New York 1987

[209] Strobel, S., A. Ferguson: Immune response to fed protein antigens in mice. 3. Systemic tolerance or priming is related to age at which antigen is first encountered. Pediatr. Res. 18, 588–593 (1984)

[210] Strobel, S., L. M. Fairclough: Whole cow's milk versus hydrolysed infant formulae: analysis or systemic immune responses and antigenic cross-reactivities. In: H. K. Harms, U. Wahn (eds.): Food allergy in

infancy and childhood. Springer Verlag, Berlin-Heidelberg-New York-London-Paris-Tokyo 1989

[211] Swain, A. P., S. P. Dutton, A. S. Trustwell: Salicylate in foods. J. Am. Diet. Asso. 85, 950–960 (1985)

[212] Taylor, S. L.: Immunologic and allergic properties of cow's milk proteins in humans. J. Food. Protect. 49, 239–250 (1986)

[213] Thiel, C.: Allergien durch Lebensmittel. Ernährungs-Umschau 2, B5 (1988)

[214] Thiel, C.: Lebensmittelallergien und -intoleranzenreaktionen. Z. Ernährungswiss. 30, 158–173 (1991)

[215] Tönz, O., K. Baerlocher, U. Hunziker: Empfehlungen für die Ernährung gesunder Neugeborener auf Wochenbettstationen. Paediatrica 3, 21–22 (1991)

[216] Tönz, O., G. Schubiger: Ernährung in den ersten Lebenstagen. Wie viele Kinder brauchen eine Zusatznahrung? Schweiz. med. Wschr. 120, 1487 (1990)

[217] Towns, S. J., C. M. Mellis: Role of acetyl salicylic acid and sodium metabisulfite in chronic childhood asthma. Pediatrics 73, 631–637 (1984)

[218] Twarog, F. J., D. Y. M. Leung: Anaphylaxis to a component of isoetharine (sodium bisulfite). J. Am. Med. Ass. 248, 2030–2031, 1982

[219] Udall, J. N., K. Pang, L. Fritz, R. Kleinman, W. A. Walker: Development of gastrointestinal mucosal barrier. I. The effect of age on intestinal permeability to makromolelules. Pediat. Res. 15, 241–244 (1981)

[220] Vadehra, D. V., K. R. Nath: Egg as a source of protein. CRC Critical review in Food Technology. Nov. 193–309 (1973)

[221] Van Asperen, P. P., J. McEniery, A. S. Kemp: Immediate reactions following live attenuated measles vaccine. Med. J. Aus. 330–331 (1981)

[222] Van Asperen, P. P., A. S. Kemp: The natural history of IgE-Sensitization and atopic disease in early childhood. Acta Paediatr. Scand. 78, 239–245 (1989)

[223] Vandenplas, Y.: Preliminary data on a field study with a new hypoallergenic formula. Europ. J. Pediatrics 148, 274–277 (1988)

[224] Vandenplas, Y.: The effect of feeding a whey-hydrolysed formula on the long-term prophylaxis of atopic disease in high risk infants. Abstract Monatsschr. Kinderheilkd. 138 (2), 100–106 (1990)

[225] Vedanthan, P. K., M. M. Menan, T. D. Bell, D. Bergin: Aspirin and tartrazine oral challenge: incidence or adverse response in chronic childhood asthma. J. Allergy. clin. Immunol. 60, 8–13 (1977)

[226] Walker-Smith, J. A.: Gastrointestinal food allergy in childhood: current problems. Nutr. Res. 12, 123–135 (1992)

[227] Wachtel, U.: Ernährung von gesunden Säuglingen und Kleinkindern. Thieme Verlag, Stuttgart 1990

[228] Wahn, U.: Orale Provokation. In: U. Wahn, R. Seger, V. Wahn (Hrsg.): Pädiatrische Allergologie und Immunologie in Klinik und Praxis. Gustav Fischer Verlag, Stuttgart-New York 1987

[229] Wahn, U.: Allergene. In: U. Wahn, R. Seger, V. Wahn (Hrsg.): Pädiatrische Allergologie und Immunologie in Klinik und Praxis. Gustav Fischer Verlag, Stuttgart-New York 1987

[230] Wahn, U., M. Thiemeier, G. Ganster: Kuhmilchallergie bei Säuglingen und Kleinkindern. In: H. J. Reimann (Hrsg.): Nahrungsmittelallergien, 2. Aufl. Dustri Verlag, München-Deisenhofen 1989

[231] Williams, A. J., S. E. Church, R. Finn: An unsuspected case of wheat induced asthma. Thorax 42, 502–506 (1987)

[232] Witek, T. J., E. N. Schachter: Detection of sulfur dioxide in bronchodilator aerosols. Chest 86, 592–594 (1984)

[233] Wraight, D. G.: Asthma. In: J. Brostoff, S. J. Challacombe (eds.): Food allergy and intolerance. Baillière Tindall, London 1987

[234] Wright, S., C. Bolton: Breast milk fatty acids in mothers of children with atopic eczema. Br. J. Nutr. 62, 693–697 (1989)

[235] Wright, S., J. L. Burton: Oral evening-primerose-seed-oil improves atopic eczema. Lancet II, 1120–1122 (1982)

[236] Wüthrich, B.: Nahrungsmittelallergien – Allergische und pseudoallergische Erkrankungen durch Nahrungsmittel und Lebensmittelzusätze. In: Zweiter Schweizerischer Ernährungsbericht 1984

[237] Wüthrich, B.: Lebensmittelallergien und -intoleranzreaktionen. In: Deutsche Gesellschaft für Ernährung (Hrsg.): Ernährungsbericht 1988

[238] Wüthrich, B., Th. Hofer: Nahrungsmittelallergien. III. Therapie: Eliminationsdiät, symptomatische medikamentöse Prophylaxe und spezifische Hyposensibilisierung. Schweiz. med. Wochenschrift 116, 1401 (1986)

[239] Wüthrich, B., T. Huwyler: Das Disulfit-Asthma. Schweiz. med. Wschr. 35, 11 (1989)

[240] Wüthrich, B.: Atopische Dermatitis. Therap. Umschau 46, 633 (1989)

[241] Wüthrich, B., L. Fabro: Acetylsalicylsäure- und Lebensmitteladditivaintoleranz bei Urtikaria, Asthma bronchiale und chronischer Rhinopathie. Schweiz. med. Wschr. 11, 1445 (1981)

[242] Zeiger, R. S., S. Heller, M. H. Mellon, A. B. Forsythe, R. D. O'Connor, R. n. Hamburger, M. Schatz: Effekt of combined maternal and infant food allergen avoidance on development of atopy in early infancy: a randomized study. J. Allergy Clin. Immunol. 84, 72–89 (1989)

[243] Zeltner, I., I. Deilmann, B. Hummen: Allergenarmes Kochen. Nestlé wissenschaftlicher Dienst 1992

Firmenverzeichnis – Hersteller der im Buch aufgeführten wichtigsten Erzeugnisse

Abbott, GmbH
Max-Planck-Ring 2, Postfach 21 03, 65205 Delkenheim, ☎ 0 61 22/5 01-00; Telefax: 0 61 22/50 12 44

Bruno Fischer Naturkost-Versand
In der Hahnhecke 8, D-64291 Darmstadt, ☎ 0 61 50/8 20 51; Telefax: 0 61 50/8 49 89

Drei Pauly Reform + Diät GmbH
Drei-Pauly-Weg 12, 35085 Ebsdorfergrund, ☎ 0 64 24/30 30; Telefax: 0 64 24/30-3 55

Eden Waren-Vertriebs-GmbH & Co. KG
Königsteiner Straße 107, Postfach 12 29, 65812 Bad Soden, ☎ 0 61 96/60 04-0; Telefax: 0 61 96/60 04 44

Fauser Vitaquellwerk KG
Pinneberger Chaussee 60, Postfach 54 06 29, 22523 Hamburg, ☎ 0 40/5 72 02-0; Telefax: 0 40/5 72 02-2 00

Hammermühle Diät GmbH
Hauptstraße 181, Postfach 11 64, 67487 Maikammer, ☎ 0 63 21/5 80 51; Telefax: 0 6321/5 80 77

Hipp KG
Münchener Str. 58, Postfach 15 51, 85276 Pfaffenhofen, ☎ 0 84 41/75 70; Telefax: 0 84 41/75 74 02

Humana Milchwerke Westfalen EG
Bielefelder Str. 66, Postfach 19 52, 32051 Herford, ☎ 0 52 21/1 81-3 22, Telefax: 0 52 21/18 13 00

Peter Kölln, Köllnflockenwerke
Westerstr. 22–24, Postfach 6 29 und 6 40, 25336 Elmshorn, ☎ 0 41 21/6 48-0, Telefax: 0 41 21/66 39

Holle Nährmittel AG
Untertalweg 50, CH-4144 Arlesheim, ☎ 00 41/61/7 01 30 72, Telefax: 00 41/61/70 13 52

Mead Johnson
Niederlassung der Bristol-Myers GmbH, Postfach 12 65, 63263 Neu-Isenburg, ☎ 0 61 02/2 91-0; Telefax: 0 61 02/29 12 46

Milupa AG
Bahnstraße 14-30, 62381 Friedrichsdorf, ☎ 0 61 72/73 00; Telefax: 0 61 72/
73 05 95

Nestlé Alete GmbH
Prinzregentenstr. 155, Postfach 80 01 26, 81677 München, ☎ 0 89/41 16-0;
Telefax: 0 89/41 16-5 55

Nuxo-Werke Rothfritz
Postfach 54 06 29, 22523 Hamburg, ☎ 0 40/5 72 02-0; Telefax: 0 41 22/
71 22 20

Sibylle-Diät GmbH
Hauptstr. 181, 67487 Maikammer, ☎ 0 63 21/5 80 94; Telefax: 0 63 21/
5 80 77

Tartex GmbH
Prinzregentenstr. 155, 81677 München, ☎ 0 89/41 16-4 80; Telefax: 0 89/
41 16-6 90

Töpfer GmbH
Heisingerstr. 6, Postfach 11 80, 87463 Dietmannsried, ☎ 0 83 74/93 40;
Telefax: 0 83 74/94 34 11

Fremdwörterverzeichnis

ad libitum	nach Bedarf
additiv	hinzukommend, sich summierend
Additiva	andere Bezeichnung für Zusatzstoffe
adjuvans	Stoff, der die Wirkung eines Antigens steigert
Aeroallergene	Allergene aus der Luft (z. B. Pollen)
alimentär	durch die Ernährung bedingt
Allergen	körperfremde Substanz, die die Bildung spezifischer Antikörper im Körper auslöst und eine Allergie hervorruft
Anamnese	Vorgeschichte einer Krankheit (incl. früherer Erkrankungen und in der Familie vorkommender Krankheitsfälle) nach Angaben der Patienten
Antigen	artfremder Eiweißstoff (z. B. Bakterien), der im Körper die Bildung von Antikörpern bewirkt, die den Fremdstoff unschädlich machen
Antioxydantien	Substanzen, die dem durch Luftsauerstoff, Licht, Metallspuren und Enzyme verursachten Verderb von Lebensmitteln entgegenwirken. Sie verhindern vor allem das Ranzigwerden von Fetten und Ölen sowie das Bräunen verschiedener Obst- und Gemüseprodukte.
Aspiration	Eindringen von Flüssigkeiten oder festen Stoffen in die Luftröhre oder Lunge beim Einatmen
Atopie	Überempfindlichkeit mit ererbter Veranlagung zu allergischer Rhinitis, Asthma bronchiale und atopischem Ekzem
bilanziert	hier im Zusammenhang mit den Muttermilch-Ersatzprodukten. Die Ernährungskommission der Deutschen Gesellschaft für Kinderheilkunde hat Richtlinien für die Zusammensetzung von Säuglingsnahrungen formuliert. Als weitere internationale Standards existieren die auf weltweiter Basis erarbeiteten als „Codex Alimentarius" bekannten Richtlinien, welche auch z. B. den Gehalt an diversen Vitaminen festlegen.
biologische Wertigkeit	Maß zur Beurteilung des ernährungsphysiologischen Wertes eines Nährstoffes. Wird speziell für Eiweiß verwendet

Compliance	Bereitschaft des Patienten, Hinweise und Verordnungen des Arztes zu befolgen
Defizit	Mangel
Deklaration	Erklärung
Derivat	chemische Verbindung, die aus einer anderen entstanden ist
Effizienz	Wirksamkeit
Eiweiße	hochmolekulare organische Naturstoffe, vorwiegend aus Kohlenstoff, Wasserstoff, Sauerstoff und Stickstoff bestehend; Bausteine aller Organismen
Elimination	Ausschaltung, Entfernung
endogen	im Körper selbst entstehend
Enzyme	in der lebenden Zelle gebildete organische Verbindungen, mit deren Hilfe es möglich wird, Nährstoffe abzubauen und umzusetzen, und die als Katalysatoren die Stoffwechselvorgänge im Körper beeinflussen.
Enzymopathie	Erkrankung des Körpers, die auf einem angeborenen Mangel oder auf einem Nichtvorhandensein eines Enzyms basiert
Epidemiologie	medizinische Forschungsrichtung, bei der man sich mit der Entstehung, Verbreitung und Bekämpfung von Krankheiten und Epidemien befaßt [67]
epidemiologisch	die Epidemiologie betreffend
Eskalation	stufenweise Steigerung und Verschärfung durch rigorosere Maßnahmen
exogen	von außen her in den Organismus eindringend
exspiratorisch	auf der Ausatmung beruhend
Farbstoffe	Substanzen, die Lebensmitteln zugesetzt werden, um die durch Verarbeitung verminderte Färbung der Masse oder Oberfläche wieder hervorzuheben oder zu betonen
Formula	andere Bezeichnung für Säuglingsnahrung
gastrointestinal	Magen und Darm betreffend
Gastroenteritis	Magen-Darm-Entzündung
Genese	Entstehung, Entwicklung
Genußmittel	ihrer anregenden Wirkung und nicht des Nährwertes wegen genossene Lebensmittel. Zu den Genußmitteln zählen Kaffee, Tee, Süßigkeiten, alkoholische Getränke und Tabak
globulär	kugelförmig

Immunoglobuline	Antikörper, die im Organismus als Reaktion auf Antigene gebildet werden
Immunsystem	Bezeichnung für diejenigen Organe des Körpers, die die Immunität bewirken
immunkompetent	fähig, gegen einen antigenen Angriff zu reagieren (z. B. Zellen)
identifizieren	genau wiedererkennen
Indikation	aus der ärztlichen Diagnose sich ergebender Grund, eine bestimmte Maßnahme anzuwenden bzw. Medikamente zu verabreichen
Inzidenz	Rate der neu Erkrankten in einem definierten Zeitraum
Karenz	Verzicht (z. B. auf bestimmte Nahrungsmittel)
kausal	ursächlich
Kohlenhydrate	zusammenfassende Bezeichnung für organische Verbindungen aus Kohlenstoff, Sauerstoff und Wasserstoff, die für die Ernährung eine wichtige Rolle spielen; Vertreter: Milch-, Frucht-, Traubenzucker, Stärke etc.
Kolik	anfallsweise auftretender krampfartiger Schmerz im Körper
Kollektive	in der Statistik: Gruppe von Probanden (Versuchspersonen)
Konservierungsstoffe	Zusatzstoffe, welche die Vermehrung unerwünschter Mikroorganismen (Schimmelpilze, Hefen, Fäulniserreger) verzögern oder verhindern und der Haltbarkeit von Lebensmitteln dienen
Konstellation	Gruppierung, Zusammentreffen besonderer Umstände
Kontraindikation	Umstand, der die weitere Anwendung einer an sich notwendigen ärztlichen Maßnahme verbietet [67]
kontrovers	entgegengesetzt, gegeneinander gerichtet
konventionell	herkömmlich
konzeptionieren	entwerfen
Laktation	Stillen; Ernährung des Säuglings an der Mutterbrust
Lactose	synonym mit Milchzucker
LMBG	Abkürzung für das Lebensmittel- und Bedarfsgegenständegesetz
Malnutrition	Fehlernährung
Manifestation	das Zutagetreten, Erkennbarwerden z. B. von Krankheiten
Mastzellen	spezialisierte Immunzellen

Mazeration	Lockerung bzw. Auflösung des festen Zellgefüges mittels Chemikalien (Botanik)
Mediator	Überträgerstoff, biochemisch aktive Substanz
Metabolit	stoffwechselwirksame Substanz
Metabolisierung	Verstoffwechselung
mikrobiell	durch Mikroorganismen hervorgerufen
Monotonie	Einseitigkeit
Mukosa	Schleimhaut
oral	durch den Mund
Parasit	tierischer oder pflanzlicher Schmarotzer; Lebewesen, das den Organismus eines anderen Lebewesen befällt und sich von dessen Körpersubstanz ernährt
Pathogenese	Gesamtheit der an der Entstehung und Entwicklung einer Krankheit beteiligten Faktoren
Pathophysiologie	Teilgebiet der Medizin, in dem man sich mit Krankheitsvorgängen und Funktionsstörungen im menschlichen Organismus befaßt
pathologisch	krankhaft
permeabel	durchlässig
Permeabilität	Durchlässigkeit
pharmakologisch	Arzneimittel betreffend
physiologisch	die Lebensvorgänge im Organismus betreffend
polyvalente Sensibilisierung	
	Sensibilisierung gegen viele einzelne Allergene
Prädisposition	Veranlagung oder Empfänglichkeit des Organismus für bestimmte Erkrankungen
Prävalenz	die zu einem gegebenen Zeitpunkt oder in einem definitiven Zeitraum bestehende Häufigkeitsrate einer Krankheit
Prävention	Vorbeugung
Propagierung	Werbung
Prophylaxe	zusammenfassende Bezeichnung für die medizinischen und sozialhygienischen Maßnahmen, die der Verhütung von Krankheiten dienen
prospektiv	vorausschauend
Protein	Eiweiß
Realimentation	Wiederbeginn der Nahrungsaufnahme nach totalem Fasten
Reduktion	Verminderung
Reexposition	Wiedereinführung
Rehydratation	Zufuhr von Salzlösungen zum Ausgleich eines Flüssigkeitsmangels (z. B. bei Durchfall GES 45® [Milupa])

Relevanz	Bedeutung
Respirationstrakt	Sammelbezeichnung für die aus dem Nasen-Rachen-Raum, dem Kehlkopf, der Luftröhre und den Luftröhrenästen bestehenden Atemwege
retrospektiv	zurückblickend, zurückschauend
Rezidiv	Wiederaufleben, Rückfall
rezidivierend	in bestimmten Zeitabständen periodisch wiederkehrend
Sauermilchprodukte	Sammelbezeichnung für milchsäurehaltige genußfertige Milcherzeugnisse. Zu denen Sauermilchprodukten zählen z. B. Joghurt, Kefir, Dickmilch.
Screening-Test	einfache Suchmethode, die an einer großen Zahl von Personen durchgeführt werden kann, um eine bestimmte Krankheit zu erkennen
Sensibilisierung	angeborene oder erworbene Fähigkeit des Organismus zur Antikörperbildung gegen ein bestimmtes Antigen
signifikant	deutlich
Stabilisatoren	Verdickungsmittel; Substanzen, die schon in geringer Menge Wasser in dickflüssige Lösungen bzw. Gelees umwandeln. Sie verleihen Lebensmitteln die gewünschte Konsistenz und das Volumen.
Studie	wissenschaftliche Arbeit
Substitution	medikamentöser Ersatz eines dem Organismus fehlenden lebensnotwendigen Stoffs
Supplement	Ergänzung
Symptom	Krankheitszeichen
Toxine	Bezeichnung für Giftstoffe
toxisch	giftig
transitorisch	vorübergehend
Trigger	Auslöser
Terminus	Begriff
vegetabil	pflanzlich
Viren	Gruppe kleinster Krankheitserreger, die nur auf lebendem Gewebe gedeihen; Erreger verschiedenster Infektionskrankheiten, wie z. B. der Röteln, Masern
Zelle	kleinste Einheit jedes Organismus
Zutatenliste	auf verpackten Lebensmitteln aufgeführte Liste, welche die Zutaten, aus denen das Lebensmittel zusammengesetzt ist, angibt
zytotoxisch	zellvergiftend, zellschädigend

Stichwortverzeichnis